死ぬまで〝自分〟であり続けるための「未来日記」

小林弘幸

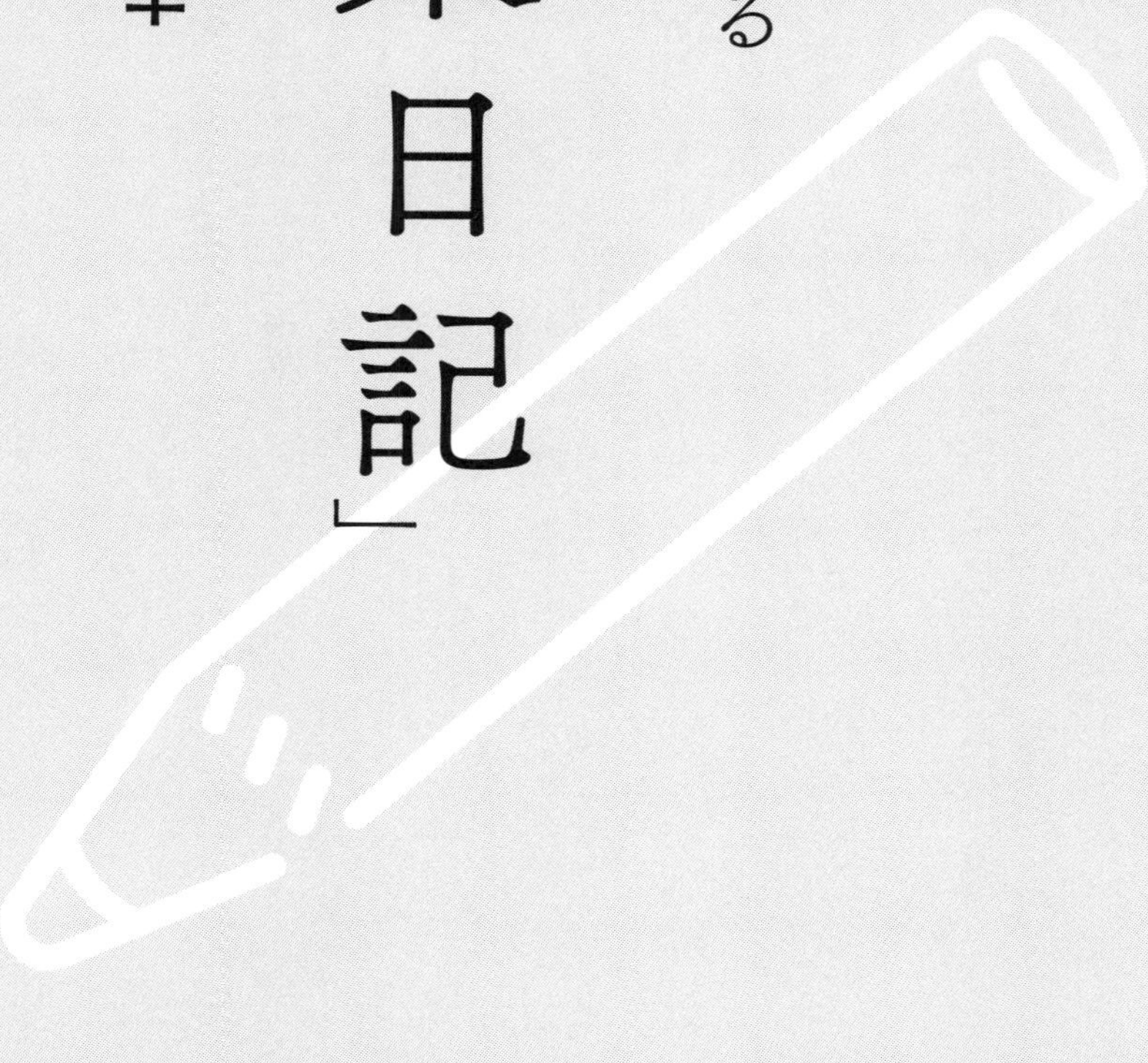

GENTOSHA
幻冬舎

目次

第2章　未来を明るく考えるヒント　47

はじめに

ときに神様はひどいことをする

医師という仕事をしていると、たくさんの人の命の終わりを突き付けられます。世の中の人はみな「いつか自分が死ぬ」と頭ではわかっていても、「明日、死ぬかもしれない」とは誰ひとり思っていません。それは、救急車で運び込まれてくる人も同じです。まさか自分が事故に遭うとは思っていなかったし、心筋梗塞になるとも思っていなかったでしょう。でも、それが起きるのが現実です。

私は以前、小児外科を担当していたので、生まれたばかりの赤ちゃんを診ることもありました。保育器の中で小さな体をよじらせながら、全身で生きようとしている命。けれども、残念ながら当時の医学ではどうにもできないケースもありました。

「あんなに一生懸命生きているのに、あの子には未来がない」

非情な現実に打ちのめされながら「世の中は公平なんて、ウソだ」と、唇を噛《か》みしめたことが何度もあります。ときに、神様はとんでもないことをするのです。

私の身近にも、突然、不幸に見舞われた人物がいます。名前は雪下《ゆきした》岳彦《たけひこ》。同じ大学のラグビー部の後輩です。

彼は非常に頭がよくて、お父さんも医師。いわゆるエリート街道をまっしぐらに歩んでいました。

しかし、医学部6年生のときの試合中、本当に一瞬のことです。スクラムを組んだときに、彼の首の骨は折れました。そしてなんとか一命は取り留めたものの、手足の自由を失ってしまったのです。

ＩＣＵ（集中治療室）で治療を受けている間、「この線を越えたら頭がおかしくなるな」と思うラインがあったそうです。体の痛みはもちろん、もうすぐ医師になるはずだった未来が崩れ落ちてしまったのだから無理もありません。

けれども、彼は今、医師をしています。

夢だった脳外科医への道は閉ざされてしまいましたが、自身の経験からメンタルヘルスの重要性を意識するようになり、精神科医になりました。現在は、パラスポーツの振興にも積極的に取り組んでおり、スポーツ庁の参与を任されるほどになりました。

彼を見ていると、自分の至らなさを思い知らされます。雪下君は、非常に温厚で、努力家で、前向き。もしかすると、安易に「前向き」なんて評するのは彼に対して失礼かもしれません。きっと、不安が出ては消え、不安が出ては消えの生き地獄だったと思います。それでも、彼は過去の事故を呪うのではなく、ちゃんと前を向いて生きているのです。

目の前にあるのは、過去ではなく「未来」

人はついつい「あのとき、ああしていれば」「あんなことさえ、なかったら」と、過去を振り返ってしまいます。

だけど今、目の前に広がっているのは、過去ではなく未来です。**過去を修正すること**

はできませんが、未来はこれから築くことができます。

しかし、その未来も決して確実なものではありません。

一寸先は闇。

いつ事故に遭うかもわからないし、いつ災害に巻き込まれるかもわかりません。

けれども、だからこそ私は言いたいのです。

朝起きて、夜になったら寝て、また目覚める。これがいかに素晴らしいかということを。そして、その奇跡を大切に嚙みしめて、悔いのない人生を送っていただきたいと。

そのために、私たちには何ができるでしょうか。いつ、何が起きるかわからない人生。明日、続いているかも定かではない時間。悔いを残さずに生き尽くすにはどうすればいいのでしょうか。

そうして私が考え出したのが「未来日記」です。

「未来日記」は、未来の自分と向き合うことで前を向き、充実した人生を歩んでいく基盤となるものです。

過去の辛い出来事にとらわれている人、昔はよかったと思い出に浸っている人、なんとなく毎日を過ごしている人、死に対する漠然とした恐怖を感じている人、あるいは、もっと人生を充実させるためにはどうすればいいかと思いをめぐらせている人……。そんな方々が、一日一日を輝かせて、自分らしい人生をまっとうする手助けをするものです。

日々、患者さんと接していると次のように思います。

「患者さんの心持ち次第で、病気はさらに悪くもなるし、よくもなる」

私が、免疫力と深い関わりがある腸や自律神経を専門としていることもあるのでしょう。たとえば軽い便秘の場合、「ちょっとくらい出なくても大丈夫ですよ」と笑顔でお話しするだけで患者さんは気持ちが明るくなり、治ってしまうこともあります。反対に「もっと早く病院に来ればよかった」と、患者さんが後悔ばかりしていると、なかなか治療が進まず症状も改善しません。そのくらい、ご本人の心の持ちようで、体の調子も未来も変わってしまうのです。

だから私は医師として、過去ばかり見て、暗い気持ちでいる人の健康が侵されるのをくい止めたい。前を向くことで自律神経のバランスを整えて、やりたいことができる健やかな体を手に入れていただきたい。そして、できるだけ多くの人が「いい人生だった」と笑顔で幕を下ろせるような、命の価値を高める一助となりたい。そう思って、本書を書いています。

自分の人生に点数をつけられるのは、自分だけです。そして採点は、最期の瞬間に成されることです。

まだまだ、これからですよ。

第1章

なぜ「未来日記」は健康にいいのか

懐かしさに浸っていると、人は退化する

「毎日が楽しくて仕方がない」という人は、ほとんどいないのではないでしょうか。特に50歳を超えると、なかなかそうは思えないように感じます。

なぜなら、この年代になると、自分の残りの人生が見えてくるからです。「部長になるのは難しそうだ」「転職したいけど年齢的に厳しいから我慢しよう」「離婚するのも大変そうだし、まぁいいか」など、あまり面白くはない未来が見えてくるのが一般的です。

誰だって、若いころは輝かしい未来を夢見ていたでしょうから、現実とギャップが生まれるのは当然です。

すると、人はその反動で過去を振り返るようになります。あまり面白くない未来ではなく、確実に楽しかったこと、つまり、よい思い出に浸るのです。

私自身もそうでした。

私は現在59歳ですが、50代前半のころは過去を振り返ってばかりいました。まだまだ

元気だと思っていたのに、階段を上っただけで息切れするし、信号を走って渡ろうとすると足がもつれそうになります。そのたびに「俺も、もう歳だな」と暗い気持ちになって「平均寿命まであと何年」「定年まであと何年」と、人生を逆算するようになりました。それと同時に、未来の先にある「死」から目を背けていました。

そんな毎日を過ごしていると、いろいろなことに対する気力が失われていきました。若いころは大好きだった旅行も、荷造りや移動の手間を考えるだけで面倒。ネットで景色を見れば充分だと思う始末です。

そんなときに私がハマっていたのが、30代のはじめに過ごしたアイルランドでの生活を懐かしむことでした。

アイルランド時代の私は、医師としてスキルアップするために毎日必死に働いていました。そして、そんな自分を思い出すことで「あのころは本当に頑張ったな」と、不甲《ふが》斐《い》ない今の自分を安心させていたのです。

しかし、そんな時間をいくら重ねても、私の漠然とした不安、ややもやした思いが晴れることはありませんでした。そうすると次は、「人生を大きく左右した、過去のある瞬間」に戻ったら、自分の人生はどうなっていたのだろうかと思いを馳《は》せるようになりました。誰にでもありますよね。就職先を決めた日、プロポーズした日、言ってはいけないことを言ってしまった日……など、人生の流れを決めた瞬間が。

私の場合は、医学部6年生のときに遡《さかのぼ》ります。

医学部6年生のとき、ラグビーで「一生まともに歩けない」と宣告されるほどの大けがをしました。本当は、卒業旅行でラグビーの本場ニュージーランドへ行こうと思っていたのですが、そんな状況ではなくなりました。

だからもし、あのときけがさえしていなかったら、私はきっとニュージーランドで、さまざまな人と出会い、今とは違う人生を歩んでいたのではないかと思うことがあります。

それがよいのか悪いのか知るすべはありません。それにもかかわらず「あのとき、あだったら、どうなっていただろう」と、取り留めもなく考えてしまっていたのです。そんな後ろ向きの日々が2～3年間続きました。

「もう一度、しっかり前を向いて生き直そう」と思えたのは、私自身が死にかけたからです。喉が腫れて窒息することもある、急性喉頭蓋炎《きゅうせいこうとうがいえん》という病気になりました。むせて呼吸ができなくなるたびに「まさか、今死んでしまうのか」という恐怖に襲われました。

そしてなんとか息が吸えるようになると、生きているありがたさをひしひしと感じました。そんなことを繰り返すうちに、**「せっかく生きているんだから、精一杯生きないともったいない」**と強く思うようになったのです。

誰しも、長い人生、前を向けなくなることはあると思います。そしてそれは、もう一度人生を生き直すために必要な時間だと思うのです。

けれども、ずっと懐かしさに浸っていると人は退化します。後ろ髪を引かれて前に進んでいないのですから、ある意味当然だと言えるでしょう。そしてその退化は、恐ろしいほど急速に進みます。細胞の老化が進み、肌のツヤが失われ、表情が乏しくなり、いつの間にか病気になって、人生が終わる。転げ落ちるがごとく、あっという間なのです。

日本人の健康寿命が短い理由

「あのころはよかった」
「18歳から人生をやり直したい」

「もっと違う人生があったのではないか」
「忙しくて未来を考える余裕がない」
「ただなんとなく毎日が過ぎていく」
「もう歳だから仕方がない」

愚痴と思い出話を耳にする機会が非常に多いと感じています。

そしてこれは、日本人の「健康寿命」に大いに影響を与えていると思います。

健康寿命というのは、介護を受けたり寝たきりになったりせず、自立した生活を送れる期間のことです。だから、平均寿命から健康寿命を差し引くと「介護を受けたり寝たきりになったりして、自立した生活を送れない期間」がわかります。

日本の場合、それはおよそ10年。

ぽっくり逝くことを理想にしている方は多いと思いますが、実際は約10年間も、自由に動けず、苦痛を伴う期間が待ち受けている恐れがあるのです。

日本の平均寿命はどんどん延びています。私が生まれた1960年度の平均寿命は、男性が65・32歳、女性は70・19歳でしたが、現在、男性の平均寿命は81・25歳、女性は87・32歳で過去最高を更新しました（2018年　厚生労働省「簡易生命表」）。そして2065年には、男性が84・95歳、女性は91・35歳になると予測されています（2018年 内閣府「高齢社会白書」）。

近年、健康寿命も少しずつ延びてきてはいるものの、平均寿命に負けない勢いで延ばしていかないと、自立した生活を送れない期間は増えるいっぽうになってしまうでしょう。

日本人の健康寿命の短さは、筋力不足、脳機能や免疫力の低下、ストレスなど、さまざまなことが絡み合って生じています。

しかし、その根本的な原因は「前向きになれない人が多い」ということにあると私は考えています。

健康寿命を延ばし、一人ひとりが自分らしい人生を謳歌《おうか》するためには、「前向きに生きること」が非常に大切です。なぜなら、**前向きに生きないこと、つまり愚痴と思い出に浸ることは、心と体にさまざまな悪影響を及ぼすからです。**

「愚痴はなんとなくわかるけど、思い出に浸るのもダメなの？」と、不思議に思われるかもしれません。

たしかに、私自身も過去の思い出に浸っていたころは幸せなような気がしていました。

アイルランドの有名な曲『You Raise Me Up』を流しながら、そのころ歩いていた道、訪れたお店、出会った人々などに思いを馳せるのです。それは、ずっとそうしていられるくらい穏やかな時間でした。

しかし、音楽を止め、現実の自分に戻ると、なんだかぐったりしているではありませんか。しんみりしすぎて、やる気も出ません。これは、まさに自律神経のバランスが乱れた状態です。

もちろん、ときどきアルバムを開いて、昔のことを懐かしむ程度であれば問題はありません。私が危険視しているのは「未来を見たくないから、過去に執着する」というネガティブな状態のことです。

自律神経を研究している医師として断言します。

愚痴と思い出に浸ることは、自律神経のバランスを乱します。そして、腸内環境が悪化して免疫力が低下し、病気になり、心の活力を奪います。

すると、日常は次のようになります。

気分は沈んでいるし、体調も悪い。当然、積極的にどこかへ出かけようとは思いません。それによって、筋力が低下すると同時に、脳への刺激不足で脳機能も衰えます。そ

愚痴と思い出に浸る
→ 自律神経のバランスが乱れる
→ 腸内環境が悪化
→ 免疫力が低下して病気になる
→ 心の活力が失われる

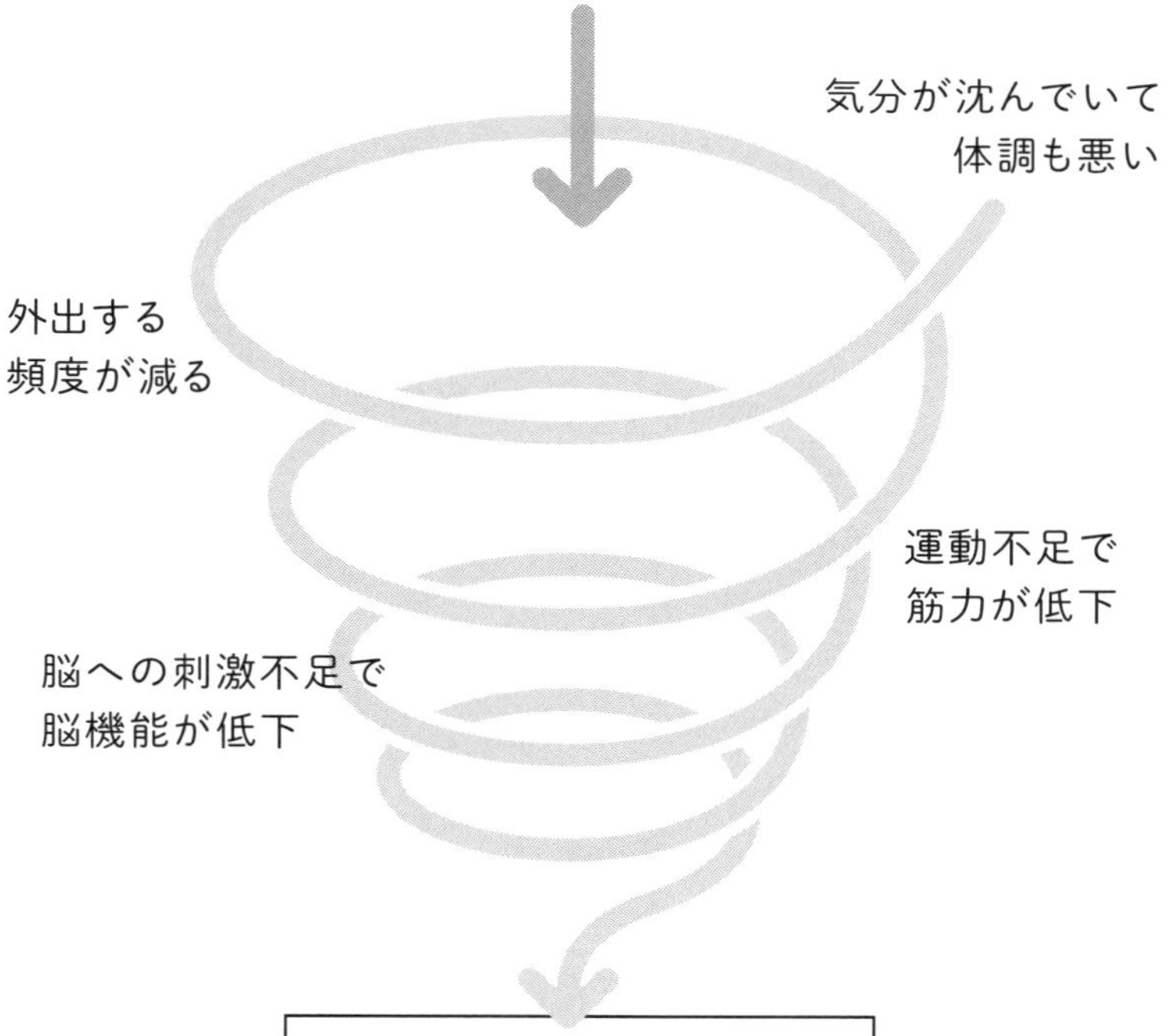

健康寿命が短くなる

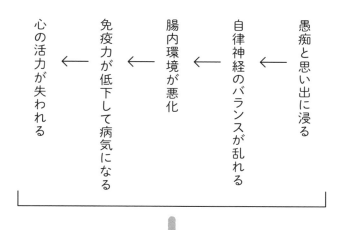

の結果、誰かの手を借りないと生活できなくなり、健康寿命が短くなってしまうのです。

「病は気から」は医学的に正しい

なぜ、愚痴と思い出に浸ることが健康寿命を短くするのか。順を追って、もう少し詳しくご説明しましょう。

まず、「自律神経」についてお話しします。

よく「病は気から」と言います。ネガティブでいるから病気になるのか、体調が悪いからネガティブになるのか。どちらが先とは言い難いものの、私たちの心と体は密接につながっていることを多くの人が感覚的に理解していると思います。

その、**心と体を結んでいるのが自律神経です。**

自律神経は、血管や内臓、ホルモン分泌などを司《つかさど》る神経で、眠っている間に呼吸をコントロールしたり、暑いときに発汗させて体温を下げたり、私たちが意識しないところで生命活動を支えている生命維持装置のようなものです。

その役割は多岐にわたりますが、最も重要な働きは、全身に張りめぐらされた血管をコントロールすることです。

自律神経が血管をコントロールすることで、体にどのような影響が及ぶのかというと、実はこれが、「病は気から」の引き金になります。

自律神経は「交感神経」と「副交感神経」の2つに分けられ、これらは常にバランスをとり合っています。

交感神経は、車に当てはめるとアクセルのようなもの。

たとえば、仕事で緊張しているときや口論しているとき、身の危険を感じたときなど。私たちはその状況を打開するために、アクセルをぐっと踏み込むようにテンションを上げ、心身を「闘争モード」にします。

交感神経（のレベル）が高まると、血管がキュッと収縮します。ホースにたとえると、水が流れているホースを指でギュッと押さえたような状態です。ホースの内径が狭まって水圧（血圧）が上がります。そのため、勢いよく水（血液）が流れますが、流れる量は減ります（血流が悪くなる）。これは狩猟時代からの人間の特性で、他にも、体内の酸素を増やすために呼吸が速まったり、暗くても見えるように瞳孔が開いたり、出血しにくいように血液の粘度が高まったりします。

また、「火事場の馬鹿力」という言葉がありますが、それは、交感神経が極度に高まった状態のことです。副腎皮質からアドレナリンが分泌されることで脳のリミッターが外れ、通常は20％程度しか使われていない筋力を１００％使えるようになるといわれています。

交感神経が高いことは、アグレッシブでよいことのようですが、それは常に猛スピードでタイヤが回転しているようなものです。そんな状態がずっと続いたら、心も体もすり減ってしまうでしょう。血管が収縮して血流が滞ることで血液もドロドロになります。

一方、副交感神経はブレーキのようなものです。

たとえば、読書をしているときや、ペットと遊んでいるときなど、私たちがほっと一息つけるのは、副交感神経というブレーキが働いているからです。

副交感神経（のレベル）が高まると、血管がゆるみます。心拍数や血圧が下がり、呼吸はゆったりとした「リラックスモード」になります。

こちらも、穏やかでよいことのようですが、副交感神経が優位になりすぎるとモチベーションが低下し、うつ症状が現れやすくなります。肉体的にも、血管が過度にゆるむことで血流が停滞し、やはり、血液がドロドロになります。

つまり、自律神経が血管を収縮させたりゆるめたりすることで、心と体の状態が変わってくるということです。

自律神経と心と体のつながりについては、これまでたくさん研究されてきましたが、医学的に立証されてはいませんでした。

しかし、私たち自律神経研究チームが、自律神経を測定解析する機械を開発したことで、さまざまな事実が明らかになりました。

なかでも、私が最も驚いたことは、心が自律神経の状態を大きく左右することです。喜びや希望など、ポジティブな精神状態にあるときは自律神経のバランスが整いますが、反対に、後悔や嫉妬、怒りなどのネガティブな精神状態にあると、自律神経のバランスは大きく乱れます。自律神経の測定が可能になったことで、このように自律神経と心と体のつながりが医学的に立証されたのです。

昔を懐かしんでいると、最初は「あのころは楽しかった」と、心が落ち着くような感覚があります。

しかし、いつまでもそうしていると「どうしてこうなってしまったんだろう」「あのとき、ああしていれば違う人生があったんじゃないか」などと、今さらどうにもできない非現実的なことを考え始めるようになります。そうすると「今」を否定するネガティブな感情が生まれて、自律神経のバランスが乱れてしまうのです。

加齢によって血流のネットワークが失われる

私は、「健康になるためにはどうすればいいですか？」と聞かれたら「血流をよくすること」と答えます。それくらい、血流は大切です。

全身をめぐる血液には「水分を保つ」「酸素や栄養を届ける」「老廃物を回収する」「免疫細胞を運ぶ」「体温を維持する」等の役割があります。

臓器が健やかに機能するためには細胞が元気である必要がありますし、記憶力をよくするためにも脳の細胞が元気であることが不可欠です。

しかし、血流が悪いと、それらが充分果たされません。そして、川が、ある程度の流れがないと清らかさを保てないように、血液も流れが悪くなることによって、どぶ川のようになります。どぶ川が体の中を流れていたら、体の調子が悪くなるのは明白です。

しかし残念ながら、**血流は加齢とともに滞りやすくなります。**加齢によって、毛細血管が減少してしまうからです。ベルギーのリエージュ大学病院の研究によって、65歳以上の人は30歳以下の人に比べて毛細血管の数が40％も減少していることが明らかにされています。

毛細血管は、実は全身の血管の99％を占めており、太い血管を構成している細胞や、脳や心臓、腸などに栄養を供給するのも毛細血管の役割です。つまり、それほど重要な役割を果たしている毛細血管が40％減少するということは、血流のネットワークが半分近くも消滅するということです。

特に脳は、毛細血管が消滅すると大きなダメージをこうむります。

毛細血管は酸素や栄養を届けるだけではなく、アルツハイマー病の原因物質「アミロイドβ」の排出を担っているため、毛細血管の数が減るとアミロイドβを充分排出できなくなります。その結果、アルツハイマー病を発症しやすくなると考えられます。

しかし、打つ手がまったくないわけではありません。

実は、自律神経のバランスを整えることで、減少した毛細血管を増やすことができるのです。

血流をコントロールしているのは、自律神経です。したがって、**自律神経のバランスが整うと、血流がよくなります。**そして、血流がよくなると、酸素や栄養が体のすみずみにまで行き渡るようになります。すると、驚くべきことが起こります。消滅した毛細血管のギリギリのラインを血流が刺激することで、新たな毛細血管が作り出されるのです。つまり、加齢によって失われた血流のネットワークを、再構築できる可能性があるということです。

だからこそ、自律神経のバランスを整えることが大切。**血流を促し、体と心を健やかに保つカギを握っているのが、自律神経なのです。**

大切なのは交感神経と副交感神経の「レベル」

交感神経と副交感神経は、常にバランスをとり合っています。

アクセルもブレーキも、両方ともしっかり作用することで初めて快適な運転が叶います。もしも、アクセル全開でブレーキをかけずに突き進んでいたら事故につながりますし、スピードが出ていないのにブレーキを踏み込みすぎたら、後ろから追突されてしまうかもしれません。

交感神経と副交感神経も同様です。どちらかいっぽうが高いのではなく、バランスがとれていることが大切です。

そして、ここでカギとなるのが交感神経と副交感神経の「レベル」です。

たとえ両者のバランスがとれていても、それが低いレベルというのはよくありません。最も理想的なのは、ともに高いレベルにあることです。

自律神経のバランスのタイプは、次の４つに分けられます。

①交感神経も副交感神経も高い
②交感神経が高くて副交感神経が低い
③交感神経が低くて副交感神経が高い
④交感神経も副交感神経も低い

「①交感神経も副交感神経も高い」は、最も理想的な状態です。

アクセルを踏むべきときはアクセルを踏み、ブレーキをかけるべきときはブレーキをかけることができます。頑張りどころで踏ん張りが利くと同時に、休むときは休む。心身を絶妙にコントロールすることができるでしょう。
①のように、どちらも高い状態でバランスを維持できると、血管は、収縮・拡張をリズミカルに繰り返すことができます。すると、血流がよくなり、人体の約37兆個の細胞に酸素と栄養が届けられると同時に、不要なものが回収されます。その結果、細胞は生まれ変わりをスムーズに繰り返し、元気で若々しい体を育むことができます。
病気になりにくいのはもちろん、心も前向きで活力にあふれます。未来への希望を胸にさまざまなことに挑戦し、ときに失敗したとしてもそれを糧《かて》に新しい希望を抱くというように、実り多い人生を築いていくことができるでしょう。

「②交感神経が高くて副交感神経が低い」は、アクセルばかり踏んでいてブレーキをほとんどかけていない状態です。

仕事や人間関係でストレスを抱え、愚痴が多くなっているかもしれません。過ぎたことをいつまでもぼやいていると、血流の悪い状態が続き、細胞に新鮮な栄養が行き渡らなくなるため、病気にかかりやすくなります。

また、ネガティブな思考が新たなトラブルを招き、それによってストレスに襲われ、自律神経のバランスがさらに悪くなるという負のスパイラルに陥りやすくなるので注意が必要です。

「③交感神経が低くて副交感神経が高い」は、スピードを上げるべきときにもブレーキをかけたり、のろのろ運転をしていたりするような状態です。

本人としては頑張っているのですが、期日までに仕事を終えられなかったり、ケアレスミスが多かったりして、「やる気があるのか」と他人から疑われてしまうかもしれません。そのため、ついつい楽しかった思い出に浸り、のんびりモードに拍車をかけてしまうことがあります。うつ病になりやすい傾向もあり、7人に1人はこのタイプだといわれています。

「④交感神経も副交感神経も低い」は、最もよくない状態です。

アクセルもブレーキもほとんど作用しないため、ちょっと車を動かしただけでエンジントラブルを起こしてしまいます。疲れやすく、やる気もなく、抜け殻のような状態だ

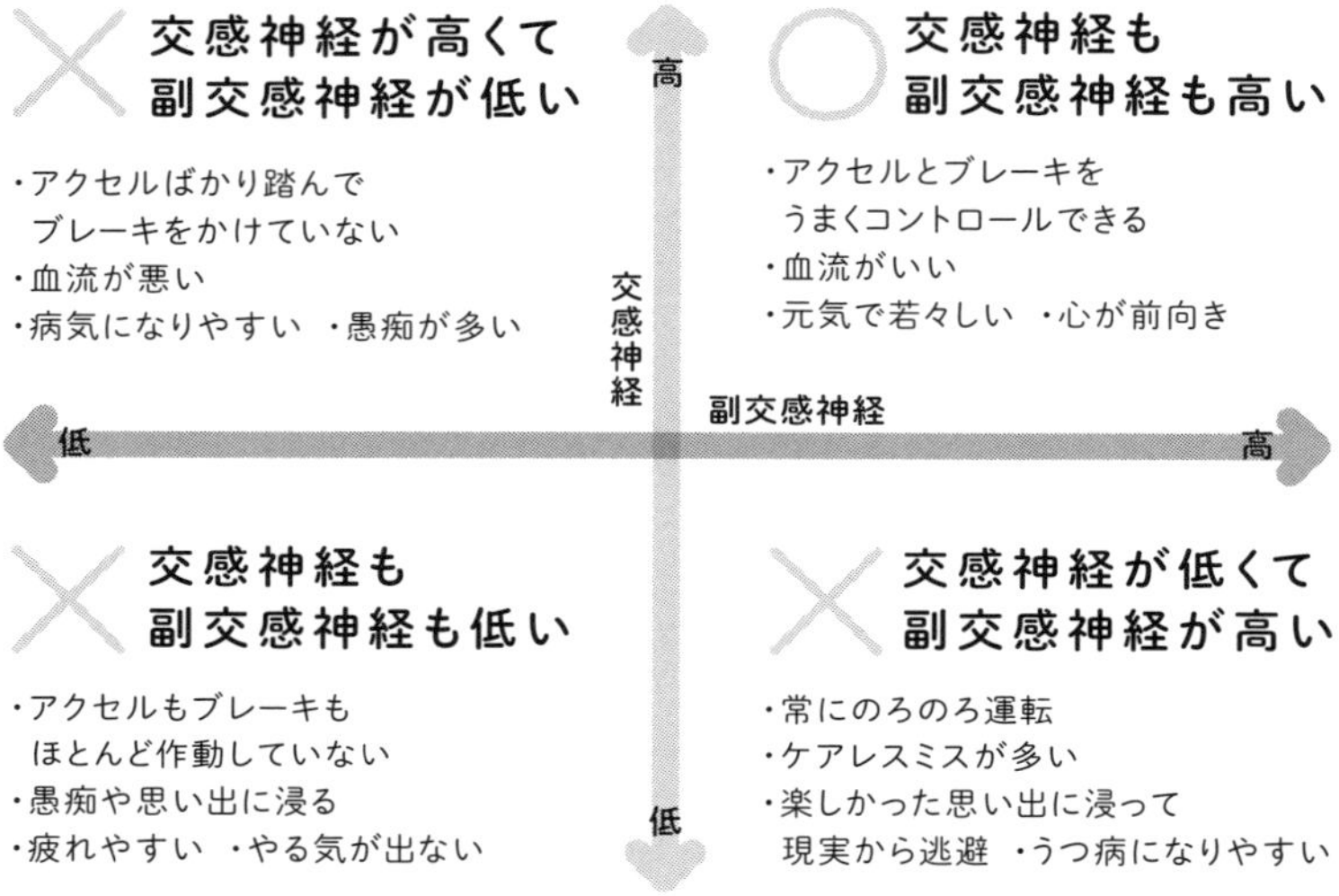
交感神経が高くて
副交感神経が低い
・アクセルばかり踏んで
ブレーキをかけていない
・血流が悪い
・病気になりやすい　・愚痴が多い
交感神経も
副交感神経も高い
・アクセルとブレーキを
うまくコントロールできる
・血流がいい
・元気で若々しい　・心が前向き
高
交感神経
低
副交感神経
低
高
交感神経も
副交感神経も低い
・アクセルもブレーキも
ほとんど作動していない
・愚痴や思い出に浸る
・疲れやすい　・やる気が出ない
交感神経が低くて
副交感神経が高い
・常にのろのろ運転
・ケアレスミスが多い
・楽しかった思い出に浸って
現実から逃避　・うつ病になりやすい

と言えるでしょう。長年にわたり大きなストレスを抱え、現実から逃げ出したいような気持ちになっているかもしれません。その表れとして、愚痴や思い出に浸る傾向があります。

　まずは、愚痴や思い出に浸ることをやめ、未来に目を向ける努力をすることが大切です。それが、人生をよりよいものにする第一歩となるでしょう。

体の無理が利かなくなるのは、自律神経のバランスが乱れているサイン

あなたは先ほどの4つのタイプのうち、自分がどれに当てはまると思いましたか？

日本人に最も多いのは「②交感神経が高くて副交感神経が低い」です。

現代社会はストレスに満ちあふれています。忙しすぎてもイライラしますし、やることがなさすぎてもストレスを感じます。定年後の男性が更年期障害に陥りやすい大きな原因は、社会と断絶したことがストレスになっているからです。

そして、それに拍車をかける事実があります。

実は、**副交感神経の働きは加齢とともに低下してしまう**のです。男性は30歳、女性は40歳を境にガクンと落ち込むことがわかっています。

おそらく、みなさんも心当たりがあるのではないでしょうか。このくらいの年齢から、なんとなく無理が利かなくなったと感じることが多いはずです。それは、副交感神経というブレーキがあまり利かなくなり、自律神経のバランスが乱れてきたサインだと言えるでしょう。

私自身も30代前半に、それを実感しました。

当時は、どんなに体調が悪くても朝7時には病院に入り、深夜0時過ぎまで仕事をするのがざらでした。仕事が大好きだったのです。医師になってからは、まとまった休みはもちろん、私用で休みをとったこともありませんでした。

そんな生活をずっと続けていたところ、次第に無理が利かなくなってきたのです。疲れやすく、ちょっと無理をすると風邪を引き、頭痛や不整脈に悩まされることも多くなりました。精神的にも短気で、常にイライラしていました。

当時は、ただ疲れが溜まっているだけだと思っていました。しかし、あるとき、決定的なことが起きたのです。

日曜日の夕方、「サザエさん」のテーマ曲を耳にしたときのことです。「明日から仕事か」と思ったら、何とも言えない暗い気持ちになったのです。仕事大好き人間であるはずの私がそんな気持ちになるなんて、ショックでした。

このとき、「これは単なる肉体疲労ではない」と確信しました。とはいえ、じゃあなぜ、こんなに体調が悪く、心も不安定なのかということまではわかりませんでした。

でも、今ならよくわかります。当時、私に現れていた不調の数々は、30歳を過ぎたことによって副交感神経の働きがガクンと落ち、自律神経のバランスが乱れていたことが原因です。典型的な「②交感神経が高くて副交感神経が低い」状態だったと言えるでしょう。

このままではストレスに殺される

私の研究によると、「自律神経のレベルは10年で15％ずつ低下していく」という結果が出ています。これを放置しておくと、体の老化はどんどん進み、大きな病気に見舞われるのは時間の問題と言っても過言ではありません。

では、どうすればいいのでしょうか。

答えは簡単。

自律神経のバランスを整えるように意識すればいいのです。

そして、それを手助けするのが「未来日記」です。

先述の通り、愚痴や思い出に浸ることは自律神経のバランスを乱します。だから、未来に目を向けるのです。

「先のことを考えると余計に暗い気持ちになる」という方もいるかもしれません。

しかし、暗い気持ちになるということは、「このままだと未来は暗い」という、何かしらの理由を本人が自覚しているからです。それがわかっているのに目を背けたままでいることは、体内にストレスという爆弾を抱えているようなものです。それは、小さな爆発を繰り返しながら威力を増していき、自律神経のバランスをどんどん乱していくでしょう。決して大げさではなく、そのままではストレスに殺されてしまいます。

そうは言っても、「どうせ歳をとったら自律神経のレベルは下がるんだから、どうしようもないでしょう」と思っている方。

たしかに、加齢によって自律神経のレベルが低下することは、ある程度は受け入れるしかありません。それは自然な老化現象の一つです。

しかし問題は、自然な老化現象を超えるスピードで自律神経のレベルが低下してしまうことにあります。そして、それを阻止する有効な一手が「未来日記」なのです。

「未来日記」は、年齢相応以上に自律神経のレベルが低下するのを防ぐだけではなく、心を前向きにすることでバランスを整え、レベルアップをも可能にしてくれます。

私はこれまでたくさんの方々の自律神経のバランスを測定してきましたが、外見も内面も若々しい方の多くは、交感神経も副交感神経も、年齢相応以上に高いレベルでバランスを保っています。だから、決して諦《あきら》める必要はありません。

自律神経のバランスが乱れると、腸内環境が悪化する

ここまで、自律神経とは何かについてお話ししてきました。

自律神経は、交感神経と副交感神経の2つに分かれていて、両者のバランスを高いレベルで保つことが、血流をよくし、心身ともに健やかでいるカギとなります。いっぽう、愚痴や思い出に浸っていると、自律神経のバランスが乱れてしまうということをご理解いただけたと思います。

それでは続いて、「なぜ、愚痴や思い出に浸ることが健康寿命を縮めるのか」という話題に移りましょう。

流れを確認します。

①愚痴や思い出に浸ることは、自律神経のバランスを乱す
②自律神経のバランスが乱れると、腸内環境が悪化する

③腸内環境が悪化すると免疫力が低下する

④心の活力が失われていく

①は説明済みなので、「②自律神経のバランスが乱れると、腸内環境が悪化する」について。

これは、とてもシンプルな話です。

実は、腸をコントロールしているのは自律神経なのです。だから、**大本である自律神経のバランスが乱れると、その支配下にある腸内環境も悪化します。**

そもそも、腸内環境というのは、腸に棲《す》みついている腸内細菌によって左右される腸の健康状態のことを言います。腸には、約1000種類、100兆個から1000兆個もの腸内細菌が棲んでおり、人によい影響を与える「善玉菌」、悪い影響を与える「悪玉菌」、善玉菌と悪玉菌のうち優勢なほうに味方をする「日和見菌《ひよりみきん》」がいます。一般的な内訳は、善玉菌が2割、悪玉菌が1割、日和見菌が7割です。

悪玉菌が増えると、感染症やアレルギーへの抵抗力が下がったり、大腸がんの危険性が高まったりします。また、便秘になりやすくなり、悪玉菌と体内に蓄積した便の毒素が全身をめぐります。その毒素が口から漏れると口臭に、皮膚からだと体臭になります。重度の場合は、口臭や体臭が便のにおいになることがあります。

腸は、便を作るだけの臓器ではありません。栄養素を吸収することで、質のよい血液を作るのも腸の仕事です。したがって、腸がよい状態なら質のよい血液がたっぷり作られ、全身の約37兆個の細胞に行き渡ります。そして、細胞はスムーズに生まれ変わりを繰り返し、健やかな体を育むことができます。反対に、**腸が悪い状態なら、血液の質が低下し、細胞の元気がなくなって、体に不調が出てきます。**

これを読んだみなさんは、「善玉菌を10割にして腸を元気にしたい！」と思われるかもしれません。

しかし、それは望ましくありません。なぜなら、悪玉菌の刺激があるからこそ善玉菌が活性化し、日和見菌を味方に変えることができるからです。政治と一緒で、反対勢力がいないと活性化しないのです。仕事をリタイア後、抜け殻のようになってしまう方がいますが、それは、ストレスという悪玉菌がなくなったからだと言えるでしょう。腸も政治も人生も、多少の悪玉菌は必要なのです。

少し話がそれました。「③腸内環境が悪化すると免疫力が低下する」について、話を進めましょう。

腸内環境が悪化すると免疫力が低下する

「質のよい血液を作るのは腸の仕事だ」とお伝えしたので、免疫力と関係がありそうだ、とお察しの方もいるかもしれません。

たしかにその通り。質のよい血液が全身をめぐることで、細胞にエネルギーを与えると同時に、老廃物を回収することができます。そしてそれが、病気を遠ざけることにつながります。

しかし、それだけではありません。

実は、腸には全身の免疫機能の7割が集まっているのです。腸は、食べ物だけではなく、菌やウイルスなどが侵入するリスクがある場所なので、腸の中には外敵を退治する「免疫細胞」が集中しています。

さらに、腸内の免疫細胞は、腸の中の菌やウイルスを撃退するだけでなく、血流に乗って全身に運ばれ、体中で闘います。

つまり、腸こそが免疫の要《かなめ》。そのため、腸内環境が悪化すると免疫力が低下して病気になりやすくなるのです。

腸内環境が悪化すると認知症のリスクが高まるという研究結果も報告されています。

2018年、科学雑誌『Nature』に、腸内の免疫系に変化が起こると、認知機能が低下するという論文が掲載されました。塩分をたくさんとることによって腸内環境が悪化すると、体に炎症を引き起こす成分が分泌されやすくなるという内容でした。

腸の状態が脳にまで影響を与えるというのは、意外かもしれません。

しかし、生物にとって重要な器官である腸と脳は、実は「脳腸相関」という言葉があるほど密接に影響を与え合っています。緊張してお腹が痛くなったことがある人もいると思いますが、それは、ストレスを感じた脳が腸に影響を与えた証です。

それを踏まえると、**腸内環境が悪化することによって、脳にストレスやダメージが加わる**ということはイメージしやすいのではないでしょうか。

心の活力が失われていく

続いて「④心の活力が失われていく」について。

免疫力が低下して病気になると、気持ちが落ち込むのは当然のように思えます。しかし、これを医学的に説明するとどうなるでしょうか。そこには、「セロトニン」の存在があります。

セロトニンは「幸せホルモン」と呼ばれているホルモンの一種で、不安やイライラをしずめ、心を安らかにする効果があります。95%が腸粘膜から分泌されているため、腸内環境が悪化するとセロトニンの分泌量も減少します。それにより、やる気が出なかったり、イライラしたり、疲労感が出やすくなったりします。

私は以前、乳製品メーカーと共同で「腸内環境と精神状態」について研究を行ったことがあります。20〜50代の女性800人を対象に調査したところ、**「腸内環境が悪い人は、落ち込みや不安、疲労を感じやすい」**という結果を得ました。

腸が作り出すセロトニンと心の関係はまだ完全に解明されたわけではありません。しかし、腸内環境がメンタルに影響を与える可能性は大いにあると言えるでしょう。

愚痴や思い出に浸ることで、自律神経のバランスが乱れて、腸内環境が悪化。そして免疫力が低下して病気になり、心の活力が失われていく。その結果、活動性が低下して、筋力や脳機能が衰え、要介護生活が始まる……。

愚痴や思い出に浸ることは、非常に恐ろしい負の連鎖のドアをノックしているようなものなのです。

「未来日記」で健康寿命を延ばす

この負の流れを覆す方法は、簡単です。逆のことをすればいいのです。

自律神経というのは面白いもので、心や体に影響を与える半面、心や体からも影響を受けます。たとえば、ポジティブな考え方をしたり、体を温めて血流を促したりすると、自律神経のバランスを整えることにつながります。自律神経は心と体をつないでいるものなので、相互に影響を与えるのは当然だと言えるでしょう。

だから私たちは、それを利用するだけでいいのです。

具体的には**「未来に希望を持つ」↓「自律神経のバランスが整う」↓「腸内環境が改善する」↓「免疫力が上がって健康になる」↓「心の活力がわいてくる」**という流れです。

未来に希望を持つことで、肉体と精神がどんどん健康になっていく好循環を築くことができます。そのための足がかりとなるのが「未来日記」なのです。

私は自律神経の研究を始めて以来、心と体がいかに密接に結びついているかということをひしひしと感じてきました。診察の際のちょっとした一言で患者さんの気持ちは明るくなり、それによって、自律神経のバランスが整い、健康な体を取り戻す様子を何度も目にしているからです。薬を処方して終わりではなく、「治療に前向きに取り組んでいただく」、ひいては「人生に前向きになっていただく」ということを目指して、患者さんと接してきました。

けれどもそのいっぽうで、前向きになっていただくことの難しさも痛感しています。私がどんな言葉を投げかけようとも、心に届いていないと感じることが数多くあります。

気持ちが沈んでいる方は、ご自身の殻に閉じこもりやすくなるからです。

どうすればいいかと、いつも考えていました。そして、気がついたのです。

「前向きになるための答えは、結局、本人の中にしかないのだ」と。

美辞麗句が並んだ書籍などを通じて、どんなにポジティブな言葉を送られたとしても、状況は当然一人ひとり異なります。結局、どうすれば幸せになれるか、悔いのない人生を送れるかという答えは、自分で見つけ出すしかありません。

だったら、その方法はないだろうか？　さらに、それをすることによって体もどんどん健康になっていくような仕組みはないだろうか？　そう考えて編み出したのが「未来日記」です。

結局、答えは自分の中にしかありません。

「どうすればいいのか」、ひいては「どう生きればいいのか」という問いに答えられるのは自分だけです。

今こそ、自分自身と真剣に向き合うときです。

人は、未来が見えるから明るくなれます。予定は未来への懸け橋です。

「未来日記」で、健やかな体と、新しい自分の歴史を作りましょう。

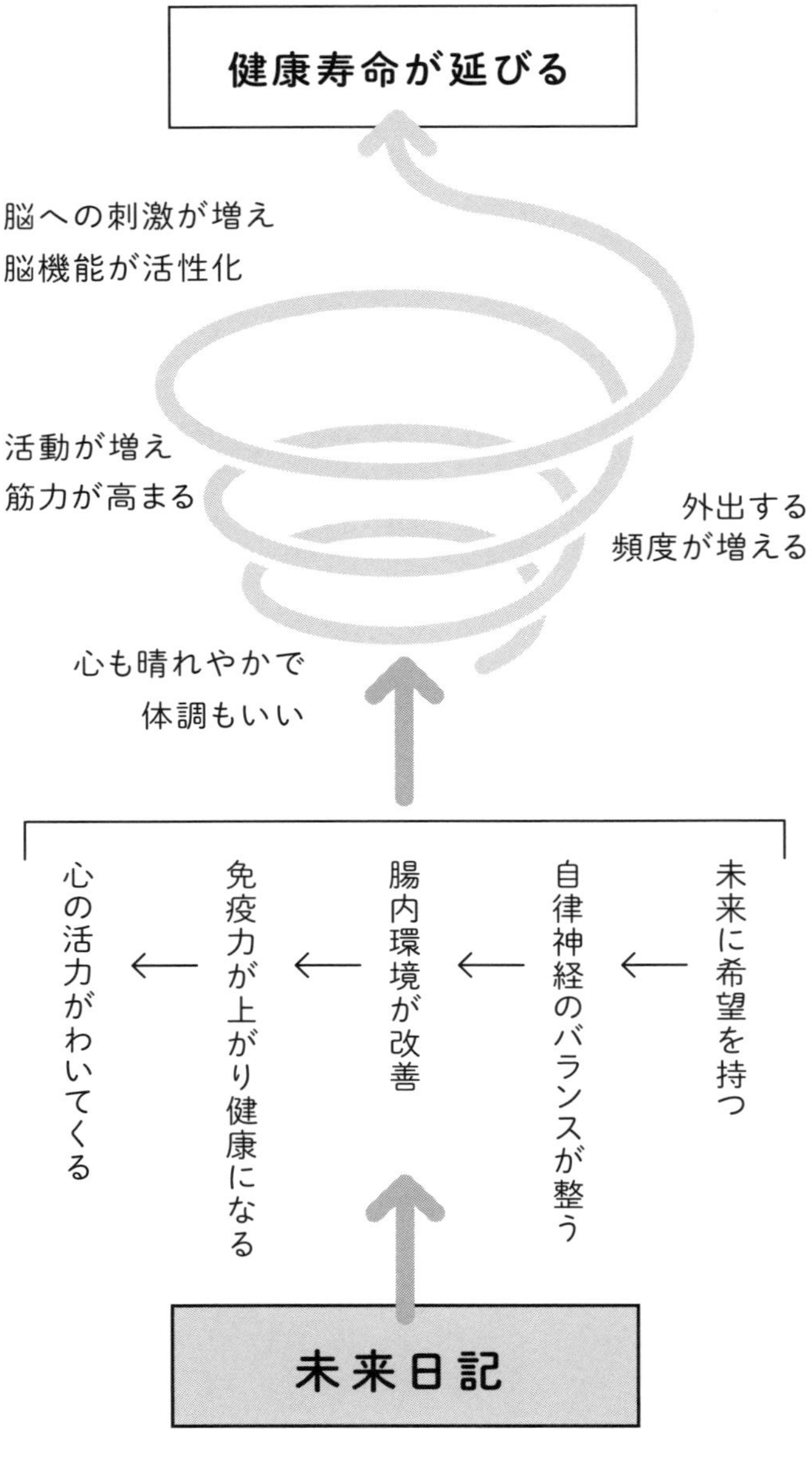
健康寿命が延びる
脳への刺激が増え
脳機能が活性化
活動が増え
筋力が高まる
外出する
頻度が増える
心も晴れやかで
体調もいい
未来に希望を持つ
←
自律神経のバランスが整う
←
腸内環境が改善
←
免疫力が上がり健康になる
←
心の活力がわいてくる
未来日記

第2章

未来を明るく考えるヒント

1日の価値を上げる

「人生8万時間」という考え方があります。

20歳から60歳まで働いた場合、もちろん個人差はありますが、日本人は年間に平均約2000時間働くといわれているので、2000時間×40年＝8万時間になります。

いっぽう、定年後は、1日24時間のうち寝食に要する時間を引くと約11時間。寿命を80歳とすると、11時間×365日×20年＝約8万時間になります。平均寿命はこの先も延びていくでしょうから実際はもっと多くの時間が残されていると考えられます。

つまり、**働いていた時間と同じ時間が、定年後に用意されている**ということです。

「もう歳だから」と言ってのんびり過ごすには、あまりにも長い時間があります。

時間は、生きている限り平等に与えられます。

しかし、時間というのは不思議なもので、**時間の価値はそのときどきによって変動します。**お金のように価値が一定ではないのです。

お金の場合は、10円玉が2枚あれば20円になりますし、500円玉は、いつどこで使っても500円の価値があります。

ところが、時間は違います。

若いころは、「1日が25時間だったらいいのに」などと言って、時間を欲していた方が多いと思います。そのころは「1日＝1万円」だったかもしれません。けれども、たとえば定年を迎えて時間を持て余しているとしたら「1日＝5000円」くらいに、あるいは余命いくばくもない病気で投げやりになっている場合は「1日＝100円」くらいに価値が落ちているかもしれません。

「もう、どうしようもない」と後ろ向きになることで、1日の価値がどんどん下がっていってしまうのです。

だけど本当は、毎日1万円でありたい。

ただなんとなく過ごすのではなく、自分の目標や夢……、もっと身近な言葉を使えば、楽しむために時間を使う。そういう毎日を積み重ねていくことが大切ではないでしょうか。

今からでも「毎日1万円」を蓄積していけば、きっと豊かな人生になります。

自分の物差しで人生を測る

私たち医師は、患者さんがお亡くなりになるとご家族に死亡を宣告し、亡くなった時間をお伝えします。「○時○分、ご臨終です」と。多くの医師は、自分が身に着けている腕時計や病室の時計を見て時刻を確認するのですが、先日、こんな話を耳にしました。

担当の女性医師が、患者さんの死亡を確認したとき、こう言ったそうです。

「いつも使っていた腕時計はどれですか？」

そして、亡くなった方の腕時計の時刻を見て、「○時○分、ご臨終です」と伝えたというのです。

私はこの話を聞いたとき、胸にこみあげてくるものがありました。なぜなら、その患者さんが生きてきた時間は、その人ならではのものであり、その証が、愛用していた腕時計だからです。女性医師は、病室の時計や自分がはめている腕時計など、他人の物差しではなく、その人ならではの物差しで人生を測ったのです。

私自身も、多くの患者さんのご臨終に立ち会ってきましたが、そのたびに思います。

「この人は、どういう人生を送ってきたのかなぁ」と。

お亡くなりになってベッドに横たわっている姿は、抜け殻そのものです。仕事で成功した人も、事業に失敗した人も、幸せだった人も、苦労を重ねた人も、**死ぬときはたった畳一畳。行きつく先は、みんな畳一畳なのです。**

だからこそ、自分の人生に誇りが持てるような生き方をしたいと思います。

お金や仕事がどうこうというよりも、**自分が自分の生き方に納得できるかどうか。**誇りを持てるかどうか。それが最も大切なことではないでしょうか。

つまらないストレスに翻弄されて生きるのではなく、毎日が楽しいと思って過ごすほうが、絶対に得です。いやなことがあっても、笑って過ごすのです。

もし、明日死ぬとわかっていたら、誰もそんなくだらないストレスに頭を悩ませて時間を費やしたりはしないでしょう。私だったら、大好きな家族と過ごします。

あなたの愛用の腕時計を見てみてください。刻一刻と進んでいるはずです。それと同じように、私たちもドクンドクンと命を刻み、確実にゴールへ向かっています。

時間は命そのものです。ただなんとなく毎日が過ぎていく生活は、命を無駄遣いしている生活と言っても過言ではありません。「このままなんとなく日々が過ぎていく」という流れを断ち、一歩を踏み出しましょう。

今だからこそ、やり直せる

先日、80歳の方とお話をしていたときに年齢を聞かれたので、59歳だとお答えしたところ、その方は目を細めて私を見つめ、こうつぶやきました。「若いね〜」と。

私は常々「人生、これからだ」という気持ちを持つようにしていますが、その方に「若い」と言われたとき、改めて自分の若さを実感しました。

「そうか、俺はまだ59歳なのか」

もう59歳、ではなくて、まだ59歳。

一般的には、59歳は年長者の部類に入るかもしれません。しかし、80歳の方からすれば、たしかに50代は若いでしょうし、私自身も、70歳のときに今の自分を振り返れば「あのころはまだまだ若かった」と思うはずです。

つまり、**未来の自分から今の自分を見れば、今日が一番、若いのです。**

過去を基準に「今」を見るのではなく、未来から捉える。そうすれば、今だからこそやり直せることがたくさんあります。今から始めればいいことも、たくさんあります。

また、私たちは普段、呼吸をしたり、ご飯を食べたりすることをごく当たり前に行っていると思います。質素な食事が続くと、わびしさを覚える方もいるかもしれません。けれども、普通に呼吸ができて、ご飯を食べられるということが、どれだけ幸せなことか。どれほど喜びに満ち、ありがたいことか。それを噛みしめなくてはいけません。

あなたも私も、未来の自分から見ればまだまだ若いし、元気です。だから、「もう遅い」と、ブレーキをかける必要はありません。

今日が一番若いのだから、今日という日を存分に楽しみましょう。

希望と絶望を分けるのは、考え方次第

人は、未来に希望を見出すことができれば強くなれます。これは、私自身も経験に

よって実感していることです。

私は医学部6年生のときに、ラグビーの試合で足を骨折しました。強烈な痛みに襲われながら地面に倒れ込んでいると、チームメイトや、試合を観戦していたOBである現役医師たちが「これは、ただごとではない」という様子で駆け寄ってきました。そして私はICUに救急搬送され、担当の医師から「一生、まともに歩けないでしょう」と告げられたのです。

ショックでした。

もうすぐドクターとしての生活が始まるはずだったのに。白衣を着て、病院内をせわしなく動き回っている自分。患者さんの退院を笑顔で見送る自分。思い描いていた未来が暗闇の中に消えていきました。

絶望したまま退院し、経過を観察するために通院することになりました。骨は相変わらず、くっつく気配がありません。X線写真を見た担当の医師からも「全然、くっついてないね」と言われ、私も医学部の6年生ですから、それなりの知識で自分のX線写真を見て「本当だ。全然くっついていない」と思っていました。

ところが、です。同じ写真を見て、別の医師はこう言ったのです。

「あれ⁉　ここにさぁ、ひげみたいなのが見えるだろう？　これがいいんだよ〜。これは再生してくるきっかけになるんだよな」と。

それを聞いた瞬間、真っ暗だった未来に光が差し込みました。「もしかしたら、治るかもしれない」。目の前がパーッと開けていくのを感じました。現状は何も変わっていないのに、考え方を変えただけで力がこみあげてきたのです。

そうして、未来に希望を見出した私は懸命にリハビリに励み、結局3年間かかりましたが、何不自由なく歩けるようになりました。

心の持ちようで、体の状態も、未来も、大きく変わります。

だから私は、自分が患者さんとお話をするときは、希望を見出していただけるような伝え方を心掛けています。たとえ、一般的には手遅れと言われるような患者さんでも、事務的に余命を宣告するようなことはしません。私が、がんを告知するなら、次のように伝えます。

「悪性に近い腫瘍で、がんです。けれども、がんにはいろいろながんがあります。悪くなることもありますし、よくなることもあります。がんというのは、なってみないとどんなことが起こるかわかりません」

その人にとっては、初めてのがんです。だから過去のデータ上は完治しないがんだとしても、その人が完治する第一例になるかもしれません。

希望は、必ずあります。

希望と絶望を分けるのは、考え方次第なのです。

問題に遊ぶ

以前、「問題に遊べば……」という書を見たことがあります。「問題を困難と捉えず、ポジティブに取り組みなさい」というような内容だったと思います。

「問題に遊ぶ」というのは面白い考え方です。

悩みや困ったことが出てきたら、それを材料にして遊ぶ。遊ぶというのは、パズルを解くようなつもりで解決を目指す感覚だと私は受け止めています。暗い気持ちで取り組んでも何もいいことはないのだから、「さて、どうしてやろうか」と、自分から問題にアプローチしていくような気持ちで取り組んでいく。「ピンチはチャンス」と同じように、そういう発想の転換こそが大切だと思います。

私の人生に訪れた最初の「問題」は、母の死でした。高校3年生のときのことです。悲しみに暮れるのはもちろんですが、現実的な問題として降りかかってきたのは、毎日の料理・洗濯などの家事でした。

家のことは母に頼りっきりだったので、当時の私はご飯の炊き方すら知りません。しかも当時はコンビニもなく、父は仕事が忙しくて帰宅が遅かったため、自分で食事を用意しなくてはなりませんでした。

そこで、自炊を始めました。最初は、ご飯を炊き、納豆や豆腐、卵など、包丁や火を使わずに済む食材を買ってきて食べる程度です。お腹が満たされればいいという感覚でした。

そのうち、台所に立つことに慣れてくると、「もっとおいしいものを食べたい。自分が食べたいものを作りたい」という気持ちが出てきました。そこで、ハムエッグを作ったり、肉や魚を焼いたりして、徐々に料理と呼べるものを作るようになっていきました。材料を切って、調味料を正確に量り、加熱する作業が理科の実験のようで楽しくて、レパートリーは増えるいっぽう。ついには、プリンを作るまでになりました。バニラエッセンスの存在を知ったときには、その素晴らしい香りに感動したものです。

私の場合は、「問題に遊ぶ」というよりも、他に道がなかったというほうが正しいかもしれません。けれども、母の死という辛い経験をきっかけに、食べたい料理を自分で作るという喜びを知りました。自分の食事を自分で作ることは、しっかり生きている証になります。そうやって、料理という小さなことではありますが、毎日自分の食事を作って、自分が生きている証を得る。それによって、私は少しずつ母の死を受け入れ、母がいない人生というものを歩み始めたように思います。

人生は、「問題」が起きたときこそが大きな分かれ道となります。

Aの扉を開けるか、それともBの扉を開けるか。それを決めるのは、本人の受け止め方次第です。重要なのは、どんな問題が襲いかかってきたかではなく、それに対して、自分がどう反応するかです。「問題に遊ぶ」という気持ちでいれば、自ずと正しい扉を開けられるのではないでしょうか。

今、生きているならそれがベストの選択

「もしもAじゃなくてBを選んでいたら、もっといい人生だったかもしれない」
「もしもCを持っていたら、まったく違う人生が待っていただろう」

人は、いろいろな想像をします。でも、どんな道を選んだとしても、選んだ道に、よい面、悪い面があるのと同様に、選ばなかった道にも、よい面、悪い面があります。

人生は選択の連続で、そのたびに枝分かれを繰り返し、無数の道が張りめぐらされています。

だから、**どれが自分にとって正解の道だったかというのは、絶対にわかりません。**もしかしたら、華々しい人生を送ってきて正解のように思えた道が、事故や災害で突然途絶えてしまうことだってあるでしょう。本当に、その道が正解だったかどうかは、誰にも死ぬまでわかりません。

私も、かつて不思議な経験をしたことがあります。

先述の通り、医学部6年生のときに足を骨折しました。すると後日、父が奇妙なことを言ったのです。「実はあの日の朝、家の仏壇の花瓶が割れていたんだよ」と。

父としては、それを言うと私が不安がるから、出かけるときには黙っていたということでした。でも、私からすると、いやいや、言ってくれよと。だったら、不吉だからムリしなかったのにと思いました。もしも試合でムリしなければ、骨折することはなかったし、骨折したせいでニュージーランドへ行けなくなることもなかったはずです。だから「あのとき、試合で骨折さえしなければ……」という思いが、ずっとくすぶっていました。

でも、あるときお坊さんに、こう言われたのです。

「それはきっと、もっと大けがをするはずだったのを、お母さんが守ってくださったんですよ」

たしかに、もしあのとき骨折をしていなければ、私はニュージーランドへ行っていたでしょう。そうしたら、向こうで事故に遭って死んでいたかもしれません。あるいは、引退試合だからといって張り切りすぎてしまい、もっと大けがをしていた可能性だってあります。

これは「たら、れば」の話なので、本当のところは誰にもわかりません。でも、人生、何が功を奏するかわからないというのも事実です。

つまり、**今、生きているということ。それがすべてです。**

死んでしまったら終わりです。だから、生きているということが人生を考えるうえでの大前提であり、最も大切なことです。今まで、辛いことや悲しいことが多くて、不幸な人生だと感じている人もいるかもしれません。でも、生きているのですから、充分幸福です。

今、生きているということは、今まで選んできた道が、正解だった証なのです。

やるべきことがわかれば、過去に執着しなくなる

現代は、一人で生きていく人が増えています。私が開設している便秘外来を受診している方の中にも「ひとり身だから、大きな病気にかかったら面倒をみてくれる人がいな

くて不安」という方が数多くいらっしゃいます。その不安がストレスとなり、便秘の症状を悪化させていることも少なくありません。

しかしそのいっぽうで、大家族ゆえにストレスを溜めている方もいます。「子どもが全然言うことをきかなくて。家のことも何もできないから、私が病気になると困るんです」

結局、隣の芝生は青く見えるのですよね。

だから、「どんな立場にあろうとも、自分が輝くために今何をするべきか」ということを真剣に考えることが大切ではないでしょうか。今、するべきことがわかれば、「もしも〜だったら」と、過去に執着している余裕もなくなっていくでしょう。

それを探るためには、たとえば、「いつもの駅の一つ手前で降りて歩いてみる」「お気に入りの喫茶店を探してみる」など、**日常にほんの少し変化を加えてみるといいかもしれません。**

いつもの生活に、人から押しつけられる予定とは違う自分だけの時間を持つことで、自分の存在価値が高まり、時間に対する意識が変わります。

そうすると、その他の時間もダラダラ過ごすことが減り、自律神経が整うリズミカルな生活に変わっていきます。

人は必ず死ぬんだから楽しく生きよう

「死ぬのがこわい」

これは誰もが抱く感情でしょう。

友人や家族が亡くなったり、自分の体が衰えてきたことを感じたりすると、漠然としていた「死」が、急に輪郭を帯びてわが身に迫ってくることがあります。

私自身も、日本人男性の平均寿命から推測すると、人生の残り時間は約22年。「そうか、22年たったらもうこの世にはいないのか」と、一抹《いちまつ》の寂しさを覚えることがあります。

けれども、私は死を恐れて悲観的になることはありません。なぜなら、死なない人はいないからです。この本を読んでくださっている方も、100年後には誰もこの世にいないでしょう。大丈夫、みんな一緒です。

だったら、難しく考えず「毎日、死に向かって生きている」という現実を受け止めて、明るく生きたほうがいいと思いませんか。**時間は限られているのですから、くよくよしている暇はありません。**それは、自律神経のバランスを乱して、結果的に寿命を縮めてしまう、自分で自分の首をしめる行為です。

悲しみに暮れて過ごしても、笑って過ごしても、1日は1日です。「もっと早くタバコをやめておけば……」「あのとき人間ドックを受けていれば……」と、過ぎたことを悔やんでいてもどうにもなりません。今日という日を「1万円」にするためにも、気持ちを切り替えることが大切ではないでしょうか。

大切なのは、今、この瞬間

大切なのは、過去ではなくて「今、この瞬間」です。

これはきっと、誰もが頭では理解していることでしょう。けれども、心の底からそう思うのは一筋縄ではいきません。なぜなら、過去と現在はつながっているからです。

たとえば、子どものころにいじめられたり、信頼していた人に裏切られたりした辛い経験は、その後の人生にも大きく影響を与えます。今でも、自分を傷つけた相手が憎くて、幸せを感じられないことがあるかもしれません。

でも、解決する方法はあります。

それは、**「過去のかわいそうな自分」にではなく「今の自分」に焦点を当てる**ことです。

相手を恨んだり、過去の自分を憐《あわ》れんだりしている間にも、時間はどんどん過ぎていきます。意外と人間は、このことを忘れがちです。恨んだり悩んだりしている間はその感情を抱くことに必死で、そこに時間が伴っているという事実が抜け落ちてしまうのです。

けれども、もし、過去の自分に時間を費やし続けたらどうなるでしょう。10年後の自分は、幸せでしょうか。

おそらく、10年後に一番後悔するのは、恨んだことではなく、そのことに費やしてしまった時間です。恨んだり悩んだりする時間は、翻弄された相手のために費やす時間です。これ以上、あなたの大事なもの、すなわち時間を相手に奪われてしまうのは非常にもったいないことです。しかもそれは、ストレスという形であなたの体に襲いかかり、健康な肉体まで蝕《むしば》んでいきます。

だから、自分の貴重な時間は、自分のために使いましょう。

10年後の自分が微笑《ほほえ》んでいられる生き方とは、どういう生き方なのか。それをよく考えて「今」を生きるのです。

そうすれば、きっと納得のいく未来が待っています。過去と現在がつながっているように、現在と未来もつながっているのですから。

「後悔」するのではなく「諦め」をつける

「未来の自分が微笑んでいられる生き方を考えて、今を生きる」

これは非常に大切なことであるにもかかわらず、なかなか実行できない人が多いと思います。

なぜなら、現代人は、とにかく忙しい。

毎日のやるべきことに忙殺されて、本当にやりたいことや重要なことを気にかける余裕がありません。

ところが、人生を左右するようなチャンスやピンチは突然やってきて、決断を迫ることがあります。せわしない毎日の中で、それに迅速に対応するのは難しいことです。判断を誤ってしまい、悪い方向へ進むこともあるでしょう。

だからこそ、適切なタイミングで、「未来の自分が微笑んでいられる生き方を考えて、今を生きる」ことに、真剣に向き合う必要があるのではないでしょうか。**運命に翻弄されるのではなく、自分で舵を切るのです。**

人生は、残念ながら思い通りにいかないことも多いものです。神様は、ときにとんでもないことをします。

けれども、どうか**「後悔」ではなく、「諦め」がつくような生き方をしていただきたい**と思っています。

後悔というのは、「こんなはずじゃなかった」と思ったときに生まれる感情です。思い描いていた理想とは異なる現実に直面し、「なんでこうなってしまったんだろう」と振り返ったときに、大事なところでベストを尽くしていなかったり、判断を誤ったりした分岐点が見えてくる。すると、「本当は、もっといい人生だったかもしれない」という思いが芽生え、後悔にさいなまれます。

いっぽう、諦めというのは、**「これだけやってダメだったんだから、仕方がない」**という、すっきりした心情です。たしかに、思い通りの結果は手に入れられなかったけれども、ベストは尽くしたんだから、どうしようもない。そう思えれば、「あのとき、ああしていればよかった」などと、過去を思い返すことはありません。完全に断ち切って、前を向けるのです。

「後悔」と「諦め」を大きく分けるもの。それは未来と真剣に向き合い、シミュレーションしているかどうかです。言い換えると「未来の自分が微笑んでいられる生き方を考えて、今を生きる」ということになります。

自分にとって本当に大切なものは何か？
ストレスを感じることは何か？
生きている間に叶えたいことは何か？

自分の価値観と、一度腹を据えて向き合い、どうか悔いが残らないように過ごしていただければと思います。

書くことで自分を動かす

人は、いくら頭の中でイメージしていても、実際に紙に書き出さないと、なかなか行動に移せません。

個人的なお話をすると、リーマンショックのころ、私は株で大損をしました。大損といっても、世の中を賑わすＩＴ社長などとは額が比べものになりませんが、私にとっては大金です。一時期、株価が上がっていたときに、売ろうと思ったことがありました。でも、「まぁ、まだいいか」と、売るのをやめました。もっと上がるかもしれないという欲もあったでしょうし、もし下がり始めたとしても、そのときが来たら考えようと思っていました。その矢先に、リーマンショックが到来。どうしたものかと慌てふためいている間に、どんどん株価は下がっていき、大損です。

本来、株というのは、損失さえ出さなければ黒字になるので、それで御の字なわけです。だから、たとえば「10円でも黒字になったら売ろう」と、あらかじめ決めておけば、そのタイミングが来たときに迷わず売ることができるので黒字になります。

けれども、そのころの私は、「まぁ、なんとかなるだろう」「そのときが来たら考えよう」などと思って、自分の中に軸となるものを設けず、あやふやにしていました。要するに、そのことに対して真剣に向き合っていなかったのです。

人は、頭の中で考えているだけでは、なかなか行動に移せません。でも、頭の中のイメージを紙に書き出して現実世界に引っ張り出せば、真剣に向き合い、ちゃんと行動できます。書くことで、自分を動かすことができるのです。

そして、それを具体的に手助けするのが「未来日記」なのです。

第3章

「未来日記」の書き方

「未来日記」は日記でも計画表でもない、まったく新しいツール

「未来日記」は日記という言葉が使われていますが、一般的な日記とは性質が異なります。

日記は、起きてしまった過去について書くものです。

いっぽう**「未来日記」は、未来の希望について書くもの**です。まだ現実には起きていない、自分が叶えたいと思っていることを書きます。やるべきことを明確にすることで、その希望的未来に到達する道を創り出します。

人は、過去と未来の両方にとらわれる傾向にあります。今さらどうしようもない過去を思ってくよくよしたり、起こるかどうかもわからないネガティブな未来にびくびくしたりして、無駄なエネルギーを使っています。けれども、本来大切にするべきなのは「今、この瞬間」です。今の積み重ねこそが人生だからです。

そして「今、この瞬間」を生きるために大切なのが、不安をなくすこと。過去にとらわれないのはもちろん、未来に余計な不安がなければ、「今、この瞬間」に集中できます。

さらに、不安を消し「今、この瞬間」に集中して生きることで、自律神経のバランスを整えることもできます。

また、「未来日記」は計画表とも異なります。

たしかに、どちらも未来について書くという点は共通しています。しかし、計画表が、ただ予定を書き込むだけであるのに対して、**「未来日記」は「達成したときの感想」も想像して書き込みます。**これが、大きな特徴です。それでは、書き方の説明に移りましょう。

「未来日記」の書き方【準備編】

自分を知る

まずは、自分自身と向き合います。仕事やライフスタイル、家族などのジャンル別に、どういう状態だと最高か、あるいは最悪かを自分に質問してください（92〜93ページの質問例参照）。それによって、自分が大切にしていることやストレスに感じることなどを見極めます。

漠然とした未来ではなく、到達する場所として認識するために、具体的な年数を設定するのがポイントです。**「5年後の自分」を想像してみましょう。**

質問には5年後の自分が答えてください。つまり、まだ達成していないけれど、そうであったら最高だ、あるいはこうなっていたら最悪だという答えを探すのです。

「未来日記」の書き方【実践編】

いつもの日記や手帖が「未来日記」に！

自分の価値観を浮き彫りにした後は、いよいよ書く作業に入ります。5年後にすごく満足している自分であるために、これから1年間でやるべきことを紙に落とし込んでいきましょう。書き込むのは、普段みなさんが使っている日記帳や手帖、スケジュール帳でかまいません。それぞれの形式に合わせて書いてください。

書き方のポイントは次の3つです。

①「〜した」と、完了形で書く
②達成したときの感想を添える
③自分の手で丁寧に書く

まず、「①『〜した』と、完了形で書く」について。

この**1年間で達成したいことを最初のページに完了形で書きます。**手帖やノートに1年間の目標を書いている方もいらっしゃると思います。「部長になりたい！」「趣味を見つける！」「5キロやせる！」という具合です。

「未来日記」では、これを「部長になった！」「趣味が見つかった！」「5キロやせた！」というように「完了形」で書きます。

たったこれだけのことですが、その効果は絶大です。

「〜したい」や「〜する」ではなく、「〜した」と書くことによって、幸福感を先取りできるからです。それによって心が明るくなり、自律神経のバランスが整います。また、本物の幸福感を味わうことでモチベーションが上がるので、目標を達成する確率が高まります。

また、「未来日記」に書くことは、もちろんいくつでもかまいません。体のこと、仕事のこと、家族のことなど、ジャンル別にそれぞれ目標を立てるといいと思います。

最初のページに書いた後は、9ヶ月後、6ヶ月後、3ヶ月後のページに、それぞれの目標について、その時期に達成しておきたいことを書きます。

続いて「②達成したときの感想を添える」について。

具体的には、次のように書きます。

・部長になった！　大きなプロジェクトを動かせるようになってうれしい
・趣味が見つかった！　友達が増えて、毎日が楽しい
・5キロやせた！　オシャレをしていろいろなところに出かけたい

目標だけではなく、感想を想像して一緒に書くことで、①の効果をさらに高めることができます。まるで本当に達成したかのごとく脳をだますのです。


そして「③自分の手で丁寧に書く」について。

最近はパソコンやスマホで文字を残すことが主流になってきていますが、自分の手で、しかも丁寧に書くことには、さまざまな効果があります。

文字には、そのときの心の状態が如実に反映されます。忙しいときは殴《なぐ》り書きのよう

になりますし、投げやりな気分になっているときは、文字にもそれが表れます。文字が乱れているときというのは、心と体に余裕がないときなので、自律神経が乱れています。逆に言うと、**文字を丁寧に書けば、自律神経のバランスを整えることができる**のです。

また、手書きのほうが達成する可能性が高まると言えます。自分の手で文字をしたためることで、脳がそれを強く意識し、実現させるために日々の行動に結びつけるからです。七夕《たなばた》の短冊《たんざく》や絵馬に願いを書くときも、パソコンではなく手書きのほうが、願いがぐっと込められて叶いやすくなる気がしますよね。

さらに、手を使うことによる触覚刺激と、目からの視覚刺激が、脳の働きを活発にする効果も期待できます。脳の血流量は加齢とともに低下し、男女ともに70歳のときには15歳のときと比べて30％減少するといわれています。しかし、文字をゆっくり丁寧に書くことで、脳を刺激すると同時に、自律神経のバランスを整えて脳の血流を改善するので、認知症や記憶力の低下を防ぐことができます。

「未来日記」は基本的に毎日書きます。

さっそく今晩、明日の「未来日記」を書いてみましょう。明日の予定を確認して、それぞれに目標を立てます。たとえば、「通院」があるなら、医師に確認することを。「会議」があるなら、具体的な発言内容とその成果のイメージを。特に予定がなくても、水回りをきれいにする、クローゼットを整理するなど、具体的な家事のことや、書店に行って本を買うなどを。朝、思いついてするのではなく、前の日に書いておくことで、より行動に移しやすくなります。

明日の「未来日記」とは別に、長期的な「未来日記」も毎日確認したり、必要に応じて修正したりします。そして、定期的に進捗をチェックします。

【未来日記】の書き方

①最初のページに1年後の未来日記を書く

1年後に達成したいことを日記や手帖の最初のページに書きます。「今年の目標」のようなイメージです。ただし、書き方は「～した」と完了形にします。そして、達成したときの感想も想像して添えます。これは②③④も同様です。

②3ヶ月ごとの未来日記を書く

「1年後の未来日記」を実現するための道筋を作ります。3ヶ月を目安に期間を区切って、進捗を確認できるようにしておきましょう。「9ヶ月後には8割達成」「6ヶ月後には〇〇を」というように、逆算して考えるのがおすすめです。

③1ヶ月の未来日記を書く

毎月の目標を立てます。①②は同じタイミングで作成しますが、これは1ヶ月ごとに、そのときの自分の様子を踏まえながらタイムリーに書き込んでいきます。月の初め（あるいは前月末）に、月末までに達成したいことを書きましょう。

④明日の未来日記を書く

1日の終わりに明日の未来日記を書きます。予定やタスクがメインになると思いますが、ポイントは、それぞれに目標を立てることです。目標を立てれば必ず反省や学びがあります。行動に思いを乗せることで、より一層自分らしい人生を築くことができます。

⑤答え合わせをする

現実が未来に追いついたら、未来日記を達成できたか確認します。「反省点」「よかった点」「次に生かしたい点」を追記しましょう。まずは冷静に振り返ることが大切なので、最初に「反省点」を書き込むのがポイントです。

20XX年

・部長になった
・5キロやせた
・健康になった
・趣味がふえた
・英会話が上達した
……など

それぞれ達成したときの
感想も想像して添える。

・ビジネスセミナーに入会した
・友達と温泉旅行へ行った
・アルバムの整理をした
・ジムに入会した
・人間ドックに行った
・歯の定期検診をした
……など

7月

1	2	3	4	5	6	7
8	9	10	11	12	13	14
15	16	17	18	19	20	21
22	23	24	25	26	27	28
29	30	31				

8月

1	2	3	4	5	6	7
8	9	10	11	12	13	14
15	16	17	18	19	20	21
22	23	24	25	26	27	28
29	30	31				

9月 ○○○○○

1	2	3	4	5	6	7
8	9	10	11	12	13	14
15	16	17	18	19	20	21
22	23	24	25	26	27	28
29	30					

10月

1	2	3	4	5	6	7
8	9	10	11	12	13	14
15	16	17	18	19	20	21
22	23	24	25	26	27	28
29	30	31				

11月

1	2	3	4	5	6	7
8	9	10	11	12	13	14
15	16	17	18	19	20	21
22	23	24	25	26	27	28
29	30					

12月 ○○○○○

1	2	3	4	5	6	7
8	9	10	11	12	13	14
15	16	17	18	19	20	21
22	23	24	25	26	27	28
29	30	31				

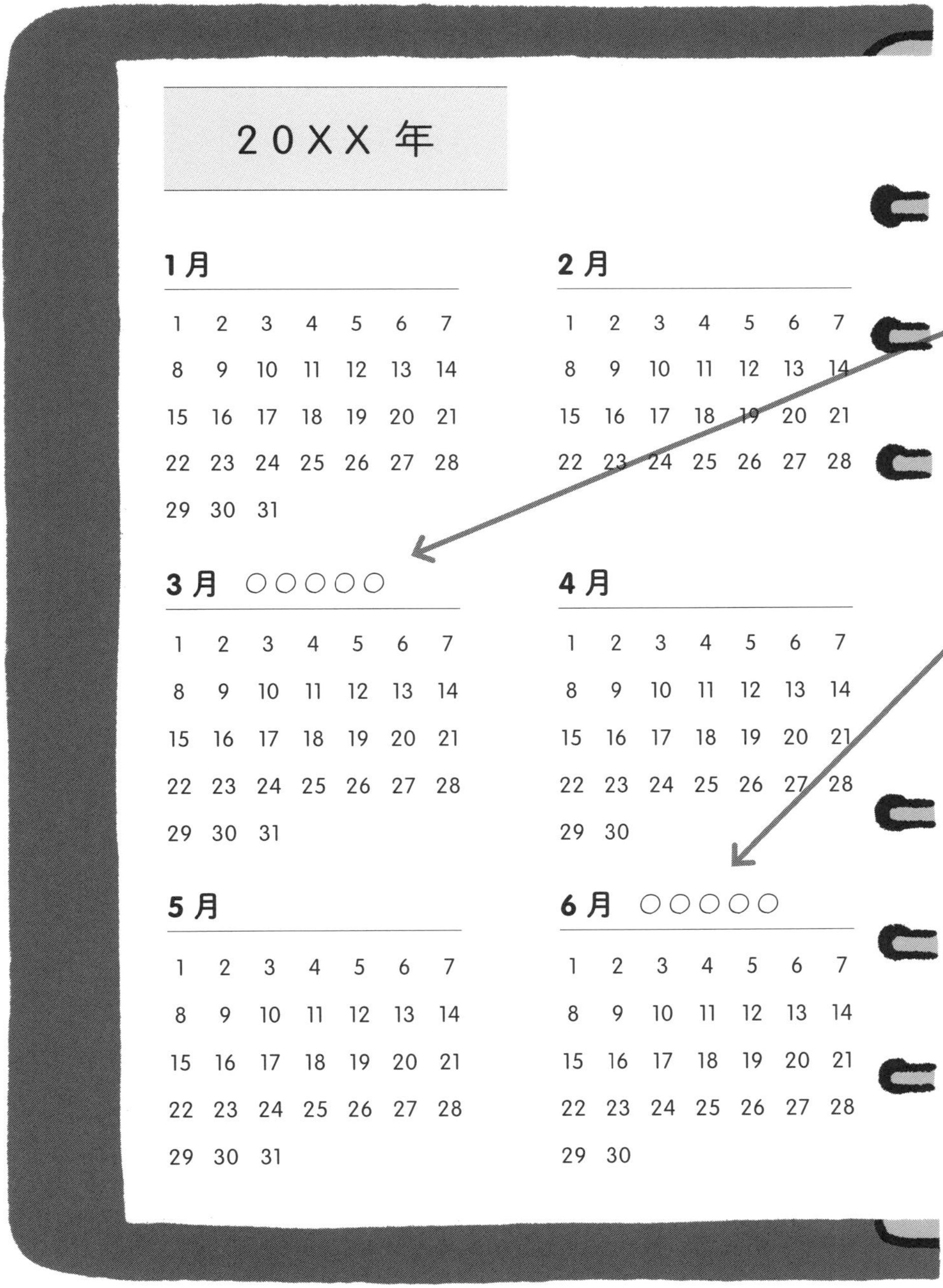
20XX 年
1月
1 2 3 4 5 6 7
8 9 10 11 12 13 14
15 16 17 18 19 20 21
22 23 24 25 26 27 28
29 30 31
2 月
1 2 3 4 5 6 7
8 9 10 11 12 13 14
15 16 17 18 19 20 21
22 23 24 25 26 27 28
3 月 ○○○○○
1 2 3 4 5 6 7
8 9 10 11 12 13 14
15 16 17 18 19 20 21
22 23 24 25 26 27 28
29 30 31
4 月
1 2 3 4 5 6 7
8 9 10 11 12 13 14
15 16 17 18 19 20 21
22 23 24 25 26 27 28
29 30
5 月
1 2 3 4 5 6 7
8 9 10 11 12 13 14
15 16 17 18 19 20 21
22 23 24 25 26 27 28
29 30 31
6 月 ○○○○○
1 2 3 4 5 6 7
8 9 10 11 12 13 14
15 16 17 18 19 20 21
22 23 24 25 26 27 28
29 30

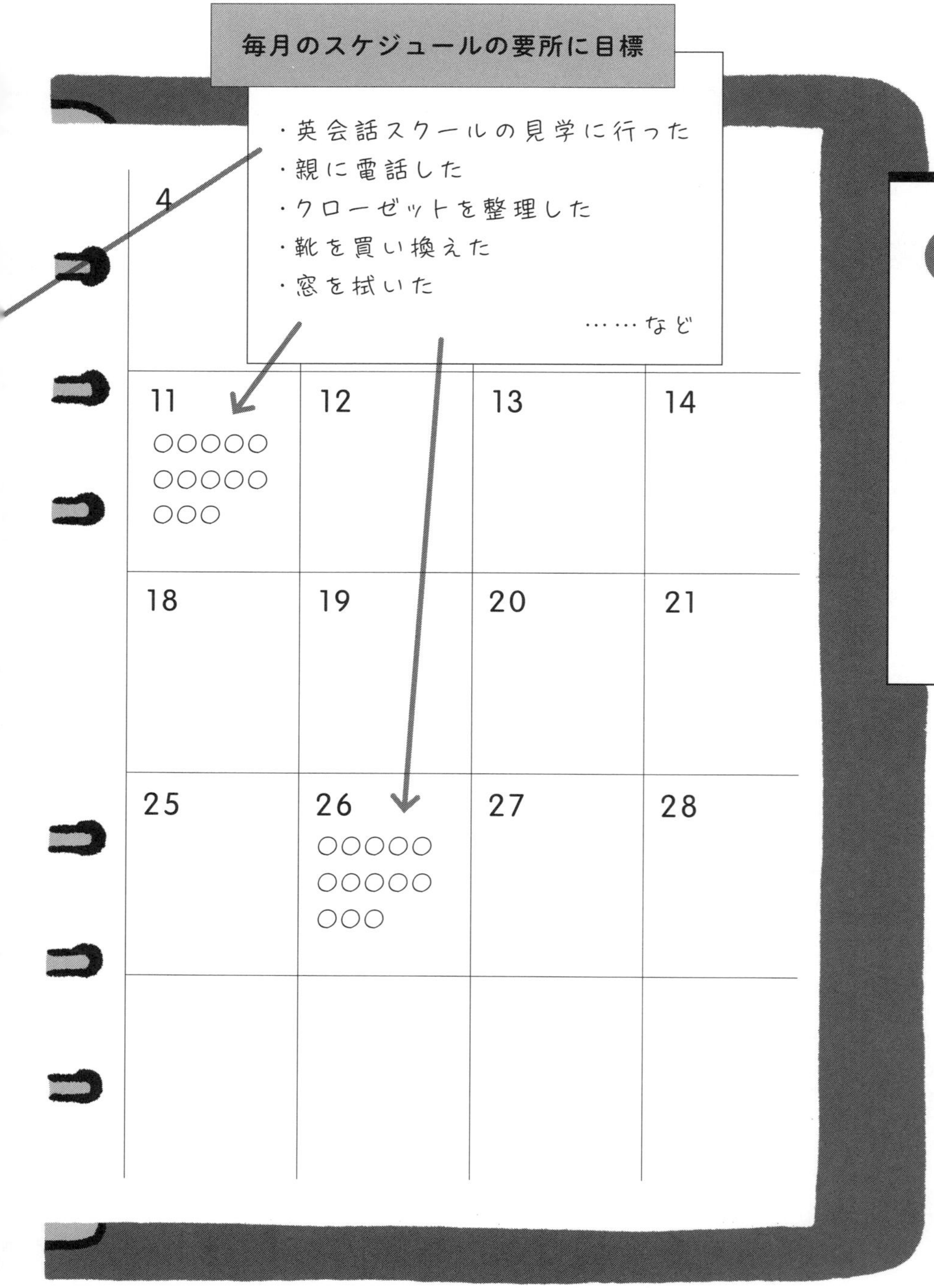
毎月のスケジュールの要所に目標
・英会話スクールの見学に行った
・親に電話した
・クローゼットを整理した
・靴を買い換えた
・窓を拭いた
……など
4
11
○○○○○
○○○○○
○○○
12
13
14
18
19
20
21
25
26
○○○○○
○○○○○
○○○
27
28

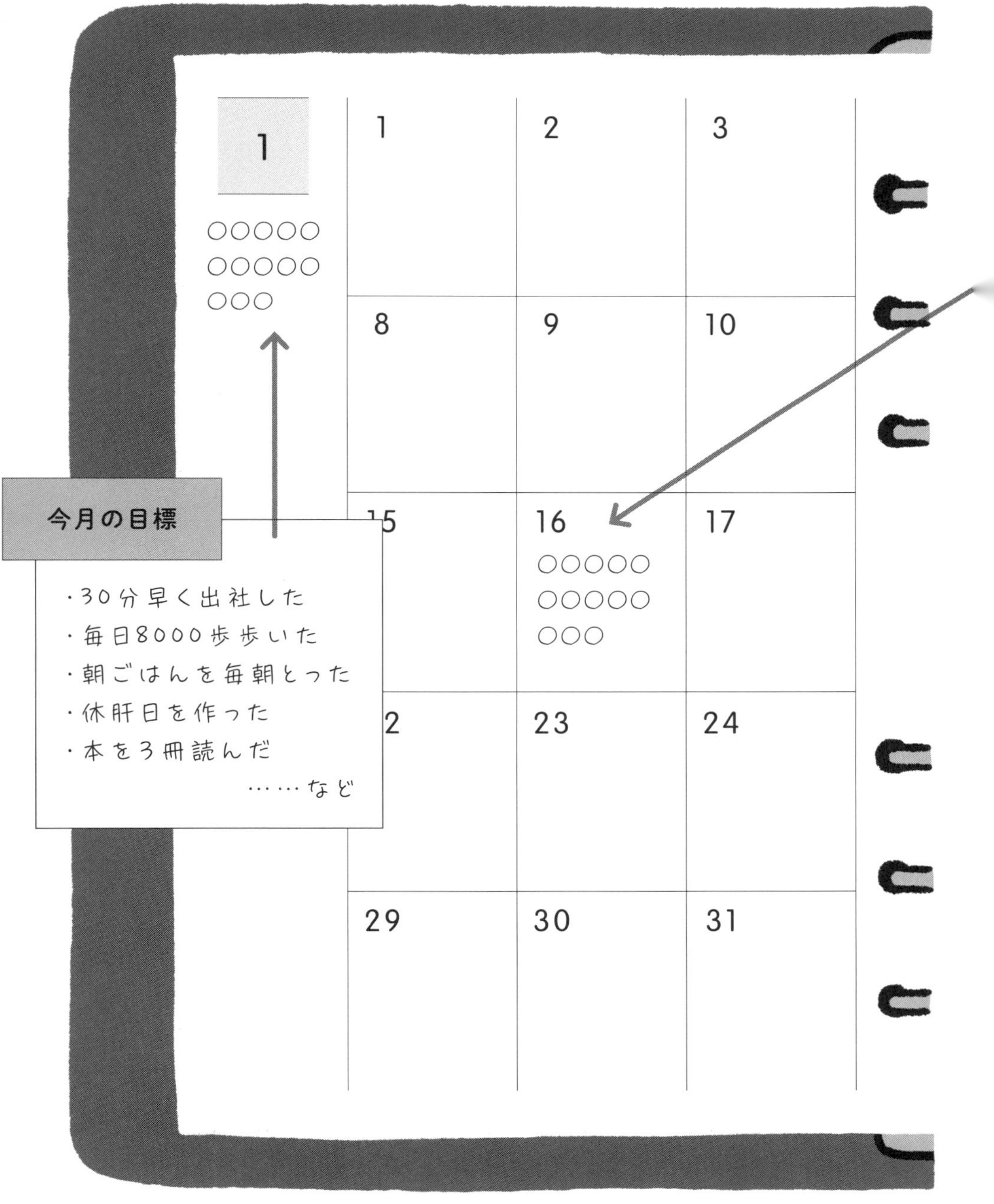
1
○○○○○
○○○○○
○○○
1
2
3
8
9
10
15
16
○○○○○
○○○○○
○○○
17
23
24
29
30
31
今月の目標
・30分早く出社した
・毎日8000歩歩いた
・朝ごはんを毎朝とった
・休肝日を作った
・本を3冊読んだ
……など

○○○○○○○○○○
○○○○○○○○○○

↑

明日の未来日記

・昼食を腹八分目にした
・駅で階段を使った
・約束の10分前に到着した
・22時以降はスマホを見なかった
・靴を磨いた ……など
（それぞれの予定に合わせて）

今週の目標

・週2回ジムに行った
・本を1冊読んだ
・一駅分歩いた
……など

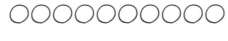

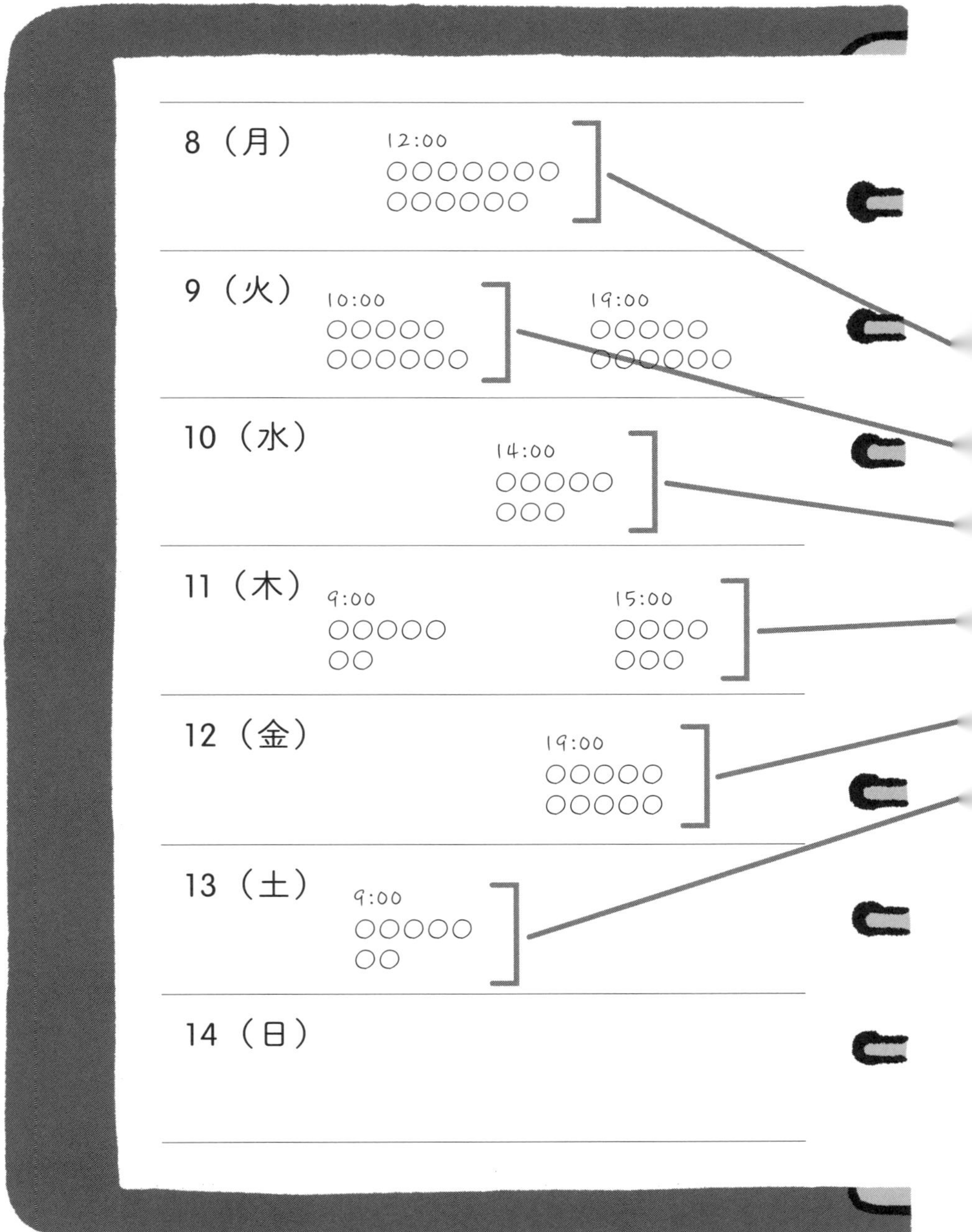
8（月）
12:00
○○○○○○○
○○○○○○
9（火）
10:00
○○○○○
○○○○○○
19:00
○○○○○
○○○○○○
10（水）
14:00
○○○○○
○○○
11（木）
9:00
○○○○○
○○
15:00
○○○○
○○○
12（金）
19:00
○○○○○
○○○○○
13（土）
9:00
○○○○○
○○
14（日）

「未来日記」の書き方【答え合わせ編】

今の自分が輝くルーティンを作る

現実が未来に追いついたら、「未来日記」の内容を検証します。日記や手帖、ノートなどに書き込んだ「〜した」を達成できたか、答え合わせをするのです。

達成できていれば、「〜した」と**書いた瞬間と、今この瞬間、2回も達成感を味わうことに成功する**ので、人生の充実度がどんどん高まっていきます。自律神経のバランスも整い、心も体も活力に満ちあふれていくことでしょう。

叶えられなかったものも出てくると思いますが、気にすることはありません。叶えられなかったことを知ることも非常に重要です。なぜなら、それによって、今の自分にできることと、できないことがわかってくるからです。

たとえば、明日の「未来日記」に「スクワットを50回した」と書いていたけれど、実際には30回しかできなかったとします。これによって、自分の体が想像以上に衰えていることを知ることができます。実践しないと気付きは得られないので、これは非常に意味があることです。本当の自分を知ったことで、次の「未来日記」は「スクワットを40回した」と軌道修正できますし、「代わりに○○をしてみよう」と、新しい「やるべきこと」がどんどん出てくるようにもなります。

このように、1日の終わりに、自分を振り返ったり、明るい未来をイメージしたりすることはとても大切です。**「君は今日、精一杯生きたか？」**と、自分自身に問いかけながら、「未来日記」と向き合ってください。

「もっと頑張らねば」と自分を追い込む必要はありませんが、自分が今日という日をどのような心持ちで過ごしたのかを意識することは大切です。

そして、「今日もダメだったなぁ。まぁいいか」ではなく、「いや、これじゃまずい」と意識を切り替えて、明日は精一杯生きようと心を正すのです。

こうやって毎日、365日問いかけて生活するのと、そうでない毎日を過ごすのとでは、1年たったときのあなたは大きく変わっているはずです。なぁなぁで過ごすのではなく、生きた証を作るのです。

ただし、ときには怠けることも大切です。

「本当は頑張ればスクワットを50回できたはずなのに、ただ面倒くさくてサボってしまった」という場合も、気にしなくて大丈夫ですよ。**「未来日記」は、頑張るために書くのではなく、後悔しないために書くものです。**すでにみなさんは、充分頑張っていると思います。

「未来日記」に書いたことが日常のすべてではありません。叶えられなかったときは、きっと、他のことを頑張っていたのです。次の「未来日記」に予定を繰り越して、できるときに叶えていけば後悔は残りません。

大切なのは、反省を重ねて暗くなることではありません。**反省はするけれども、それに縛られるのではなく、未来に目を向けて新しく生き直す感覚を持つことです。**

このようにして毎日を過ごしていけば、1年後に「未来日記」を見返したときに「こんなに自分はいろいろ経験したんだ」と、大きな満足感を得られると思います。

目に見える満足感というのは、とても大切です。「スクワットを50回」なんて、ある意味平凡で、人生を充実させる力があるとは思えないようなことでも、積み重ねていくことで、ある日、スペシャルな出来事が起こる。たとえば、階段を上っても息切れしなかったり、横断歩道を小走りで颯爽《さっそう》と渡れたり、ハッとするような変化を享受できることがあります。つまり、日常生活において、目に見える形で努力や経験を積み重ねていくことこそが、人生で大きな満足感を得るカギになるのです。

- □ 家族間での約束事はある?
- □ 家族との間で、一番よい思い出は?
- □ 家族との間で、一番苦い思い出は?
- □ 親が一番喜んだのは、どんなとき?
- □ パートナーが一番喜んだのは、どんなとき?
- □ 子どもが一番喜んだのは、どんなとき?
- □ 親が一番悲しんだのは、どんなとき?
- □ きょうだいが一番悲しんだのは、どんなとき?
- □ パートナーが一番悲しんだのは、どんなとき?
- □ 子どもが一番悲しんだのは、どんなとき?

人間関係について

- □ どのようなタイプと気が合う?
- □ どのようなタイプが苦手?
- □ どのようなタイプを尊敬する?
- □ 誰といるときにストレスを感じる?
- □ どんなことをされるとストレスを感じる?
- □ どんなことをされると幸せを感じる?

性格について

- □ 座右の銘は?
- □ 自分の好きなところは?
- □ 自分の嫌いなところは?
- □ 何かを決断するときの判断基準は?
- □ 無人島に一つだけ持っていくとしたら何?
- □ 自分の性格を一言で表すと?

その他

- □ 5年前の自分(=現在の自分)の、褒めてあげたいところは?
- □ 5年前の自分(=現在の自分)に忠告したいことは?

質問例　5年後の自分へ

ライフスタイルについて

- □ 何をするのが楽しい?
- □ 幸せだと感じるのはどういうとき?
- □ どこに住んでいる?
- □ どんな家に住んでいる?
- □ どんな服装が好き?

仕事について

- □ やりがいを感じるのはどんなとき?
- □ 一番、うれしかったことは?
- □ 一番、誇れる経験は?
- □ 一番、努力したことは?
- □ 一番、感動した出来事は?
- □ 一番、影響を受けた出来事は?
- □ 一番、悔しかったことは?
- □ 何歳まで働いていたい?
- □ どんな地位につきたい?

体について

- □ 体重・体脂肪率は?
- □ どこか痛いところはある?
- □ 食生活で気をつけていることは?
- □ 喫煙している?
- □ 運動はどれくらいしている?
- □ 健康診断を定期的に受けている?
- □ 鏡に映る自分に満足している?

お金について

- □ 年収は?
- □ 貯金はいくら?
- □ 何に優先的にお金を使いたい?
- □ 無駄だと思うお金の使い方は?

家族について

- □ 父親との関係は?
- □ 母親との関係は?
- □ きょうだいとの関係は?
- □ パートナーとの関係は?
- □ 子どもとの関係は?
- □ 孫との関係は?

第4章

「未来日記」の効果を上げる13のルーティン

ルーティンがあると健康になる

「未来日記」は健やかな体を育み、悔いのない人生を送る礎《いしずえ》になるとお伝えしてきましたが、この章では、その効果をさらに高める生活習慣についてご紹介したいと思います。

交感神経と副交感神経は、感情や天候、環境など、さまざまなことに影響を受けながら、常にバランスをとり合っています。

なかでも特筆すべきは、「時間帯」による変動です。

交感神経と副交感神経はどちらも高いレベルにあることが理想ですが、両者がまったく同じ値で推移することはありません。時間帯によって交感神経が優位になったり副交感神経が優位になったりするリズムが備わっています。それを「日内変動《にちないへんどう》」と言います。

簡単に説明すると、朝起きた後は、交感神経が徐々に高まっていきます。日中、活動するためにエネルギッシュである必要があるからです。反対に、夕方以降は副交感神経が徐々に高まっていき、休息モードに入ります。

「朝になったら目が覚めて、夜になると眠くなる」というのは、人類が誕生したときから体に備わっているリズムです。このリズムを支えているのが、自律神経なのです。

したがって、「日内変動」に沿って生活をすることは、人間にとって自然なことであり、体の調子を整える合理的な行為です。

それと同時に、交感神経と副交感神経のレベルが乖離《かいり》しすぎないようにすることが、健康長寿の秘訣《ひけつ》です。

たとえば、起床後、交感神経が上がっていくときに副交感神経が下がりすぎないようにする、交感神経が急上昇して副交感神経との差が広がりすぎないようにする、という具合です。

そこでこの章では、自律神経の1日のリズムに沿って行える、簡単な生活習慣をご紹介していきます。

すべてを無理して取り入れる必要はありません。「毎日全部やらなければ」と頑張りすぎるとストレスになりますし、「これはできたけど、あれはできなかった」と思い悩むと、自律神経のバランスが崩れてしまうため、かえって体によくありません。

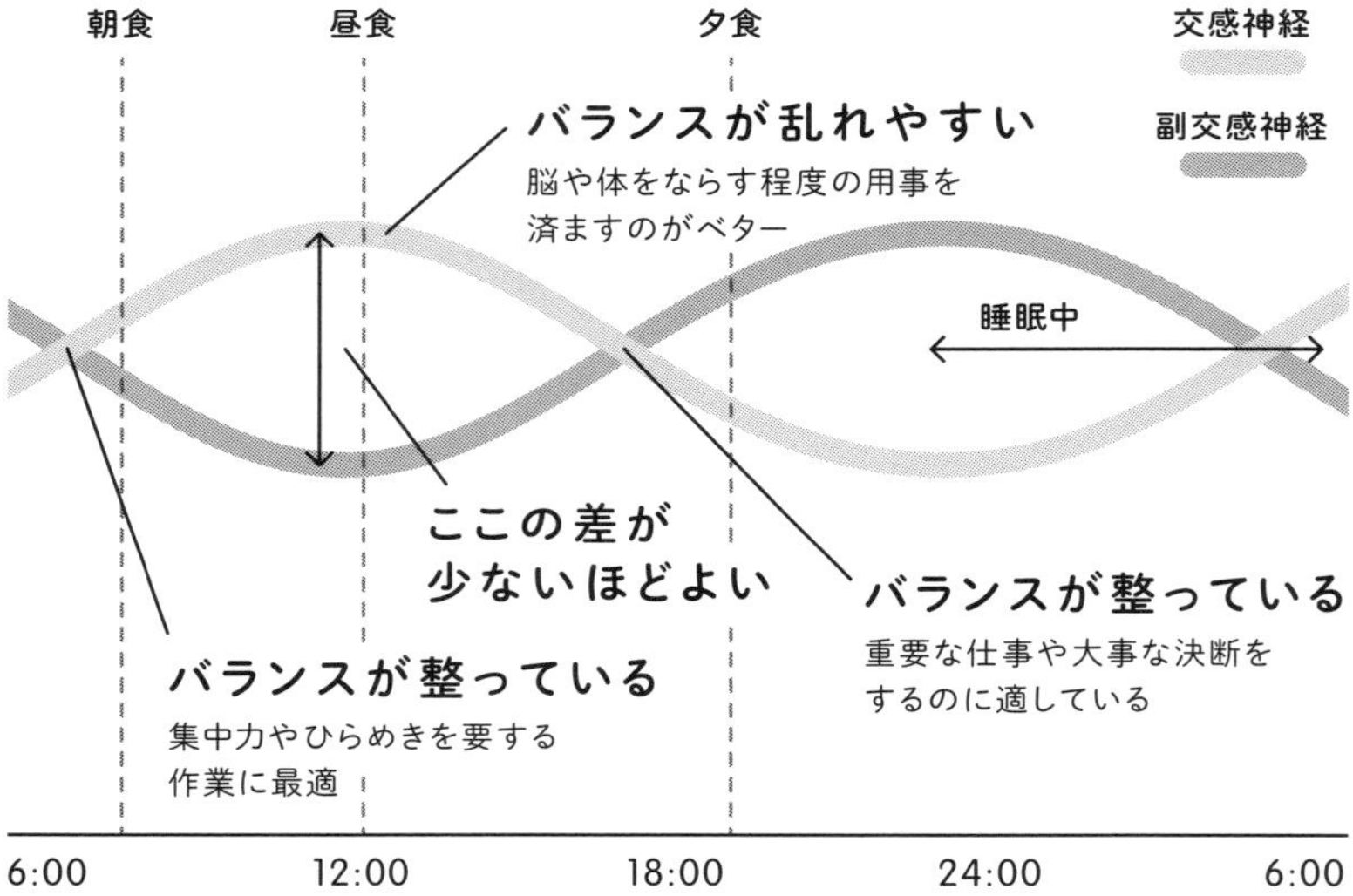

まずは、できそうなものから試していき、ご自身に合うものをセレクトしてください。そして、それを「未来日記」に反映させ、健康長寿を引き寄せる自分だけのルーティンを築き上げていただければ幸いです。

ルーティン 1

朝、目が覚めたら感謝する

朝、目が覚めたとき、どんなことが頭に浮かぶでしょうか。「今日はやることが多くて大変だ」

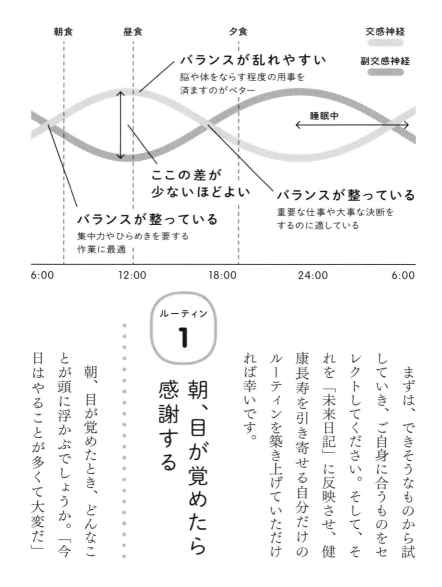

「特にやることがないから、もう少し寝ていよう」など、いろいろだと思います。
私は真っ先に、心の中でこう唱えるようにしています。

「またチャンスをいただき、ありがとうございます」

チャンスというのは、今日という日を精一杯生きるチャンスです。
1日の終わりに、「君は今日、精一杯生きたか」と問いかけましょうとお話ししました。それを実践すると、反省、充実感、やるせなさなど、何かしらの感情が胸に残ります。そのときに得た思いに応えるチャンスを今日改めていただけたことに、まずは感謝をするのです。

なんだかスピリチュアルな感じがするかもしれません。でも、朝になったら目が覚めることは、決して当たり前ではありません。心筋梗塞や狭心症などの突然死は就寝中が最も多いため、無事に朝を迎えられない人が少なからず存在するからです。
食事をとれることも同じです。私たちは普段、毎日3食、普通に食べていますが、食べられるということは健康な証拠です。お風呂に入れることだって、体が元気に動くからこそです。

そう考えると、朝起きたらまず感謝するというのは、非常に意味のあることではないでしょうか。

朝はバタバタしていて、布団から飛び出すのが常だという方は、慣れるまでは「未来日記」に綴《つづ》っておきましょう。

「毎朝、目が覚めたら感謝をした。すごくありがたいことのような気がしてきて、いつもより時間を大事にできた」

こんな感じで、達成したときの感想を記すのもお忘れなく。

当たり前のことを当たり前と思わず、**感謝の気持ちで1日をスタートする。そうすればきっと、実りのある1日を過ごせるはずです。**

ルーティン 2

太陽の光を浴びて深呼吸する

人間の体には、約24時間周期で新陳代謝やホルモン分泌などをスムーズに行うための機能である「体内時計」が備わっています。

ところが体内時計は、実際は24時間よりも少しだけ長いため、放っておくと徐々にずれていってしまいます。さらに、昼夜逆転の生活を送ったり、食事をとる時間が極端に不規則になったりすると、そのずれは、どんどん大きくなっていきます。その結果、体の中の歯車が嚙み合わなくなり、頭痛やイライラ、倦怠《けんたい》感など、さまざまな不調が現れるようになります。

したがって、健康のためには体内時計のずれを整えることが大切。

ポイントは、「太陽の光」です。目の奥の視交叉上核《しこうさじょうかく》という部分が太陽の光を感知すると、体内時計がリセットされます。

布団から出たら、日が差し込む部屋の窓を開けて自然の光を浴びましょう。そして、思い切り「伸び」をして深呼吸してみてください。両手を上げて顔を上げ、胸を開いて新鮮な空気を吸うのです。

このポーズは、ドラマやマンガでは目にしますが、実際にしている方は少ないのではないでしょうか。とても気持ちがいいので私は毎朝実践しています。曇りや雨だと光が届いていないように感じますが、部屋の照明よりも明るいといわれているので、できる

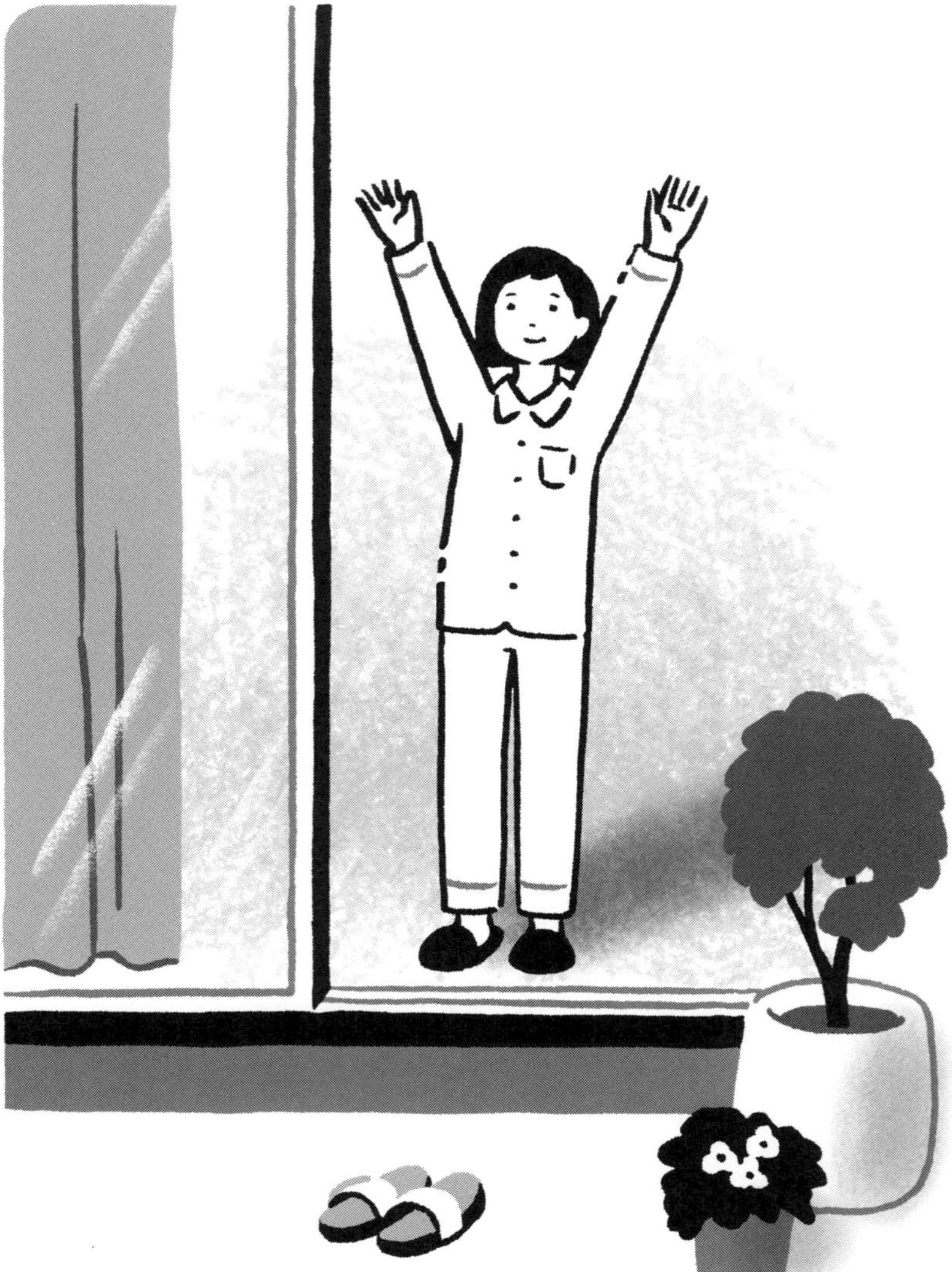

だけ自然光を浴びるのがおすすめです。

太陽の光をしっかり浴びることで、夜、ぐっすり眠れるようにもなります。睡眠ホルモンと呼ばれる「メラトニン」は、太陽の光を感知するといったん分泌するのをやめ、14～15時間後に再び分泌を始めます。そして、その2～3時間後に分泌のピークを迎えます。つまり、朝7時に太陽の光を浴びたら、夜11時ごろには快眠に誘われるということです。メラトニンには免疫力を高める力もあるため、ぐっすり眠れて病気知らずという、うれしい効果も期待できます。

ルーティン
3

雨の日はいつもよりも早起きをする

「雨の日は、なんとなく体がだるい」ということがあると思います。自律神経は、湿度や気圧の変化などによっても乱れてしまうからです。

雨の日には、本来、起床後に少しずつ上がってくるはずの交感神経がなかなか上がらず、副交感神経が優位になりがちです。そのため、日中もだるかったり、やる気が出なかったりします。そこで、雨の予報が出ていたら、いつもより早起きをして、晴れの日よりも活動的に過ごすのがおすすめです。掃除やストレッチなどをして、交感神経を徐々に高めていきましょう。

最も簡単に交感神経を高める方法は、シャワーを浴びることです。「朝のシャワーはコーヒーを飲むよりも目覚めの効果が高い」という調査結果も出ているほどです。

おすすめのシャワーの浴び方はこうです。

①ぬるめの温度（38〜39度）のお湯で体をならす
②少し熱いと感じる温度（40〜41度）のお湯で肌に刺激を与える

お湯の刺激を肌に与えることで、交感神経を活性化することができます。

ポイントは「最初はぬるく、徐々に熱くする」ということ。最初から熱いシャワーを浴びたほうがすっきりすると感じるかもしれませんが、あまりおすすめできません。なぜなら、いきなり強い刺激を与えると交感神経が急上昇してしまい、自律神経のバランスを乱してしまうからです。健康のためには、なるべく少しずつ上昇させていき、ゆるやかにスイッチングさせるのが理想です。

ルーティン4 コップ1杯の水を飲む

腸は、睡眠中に消化・吸収をしているため、朝方は動いていません。そんな腸を目覚めさせる簡単な方法が、朝起きたときに、コップ1杯の水を飲むことです。水を飲んで物理的な重みを加えることで「胃結腸反射《いけつちょう》」という刺激を起こし、眠っていた腸を起こすことができます。そして、ぜん動運動（便を押し出すために腸がリズミカルに収縮する動き）が促されるのです。

さらに、朝は、これから1日を活動的に過ごすために交感神経が優位になってくる時間帯です。逆に言うと、副交感神経が低下しやすい時間帯でもあります。そのとき、適度に胃腸を刺激することで、**胃腸を支配している副交感神経が下がりすぎることを防ぎ、**自律神経のバランスを整えることができます。

水は、少しずつではなくて、多少勢いよく飲むのがポイントです。冷たくても温かくてもどちらでもかまいません。重みで刺激を与えることが目的なので、お茶や牛乳など水以外の飲み物でもＯＫです。

また、水は朝起きたときだけではなく、**1日を通してこまめに飲むのがおすすめ**です。目安は、1日1～1・5リットル。「水分をたくさんとると、体がむくむ」と思っている方がいますが、それは誤解です。むしろ、むくみは水分のとりすぎではなく、水分不足によって引き起こされることが多くあります。

一般的に、1日約2リットルの水分が尿や汗として排出されています。そのため、水分不足になると、細胞は水分を保とうとして血管との連絡口を閉じます。すると細胞一つひとつが水分でふくらみます。これがむくみの正体です。また、細胞が血管との連絡口を閉じることで血流が悪化し、自律神経のバランスが乱れます。その結果、疲労感やだるさ、無気力などの不調が引き起こされます。

こまめに水を飲む習慣をつければ、血液が体の中でスムーズに循環するようになり、むくみも気にならなくなりますし、自律神経のバランスも整います。

飲んだ水が全身に行き渡り、細胞一つひとつにサラサラの血液が届いていく様子をイメージしながら、こまめに水を飲むようにしましょう。

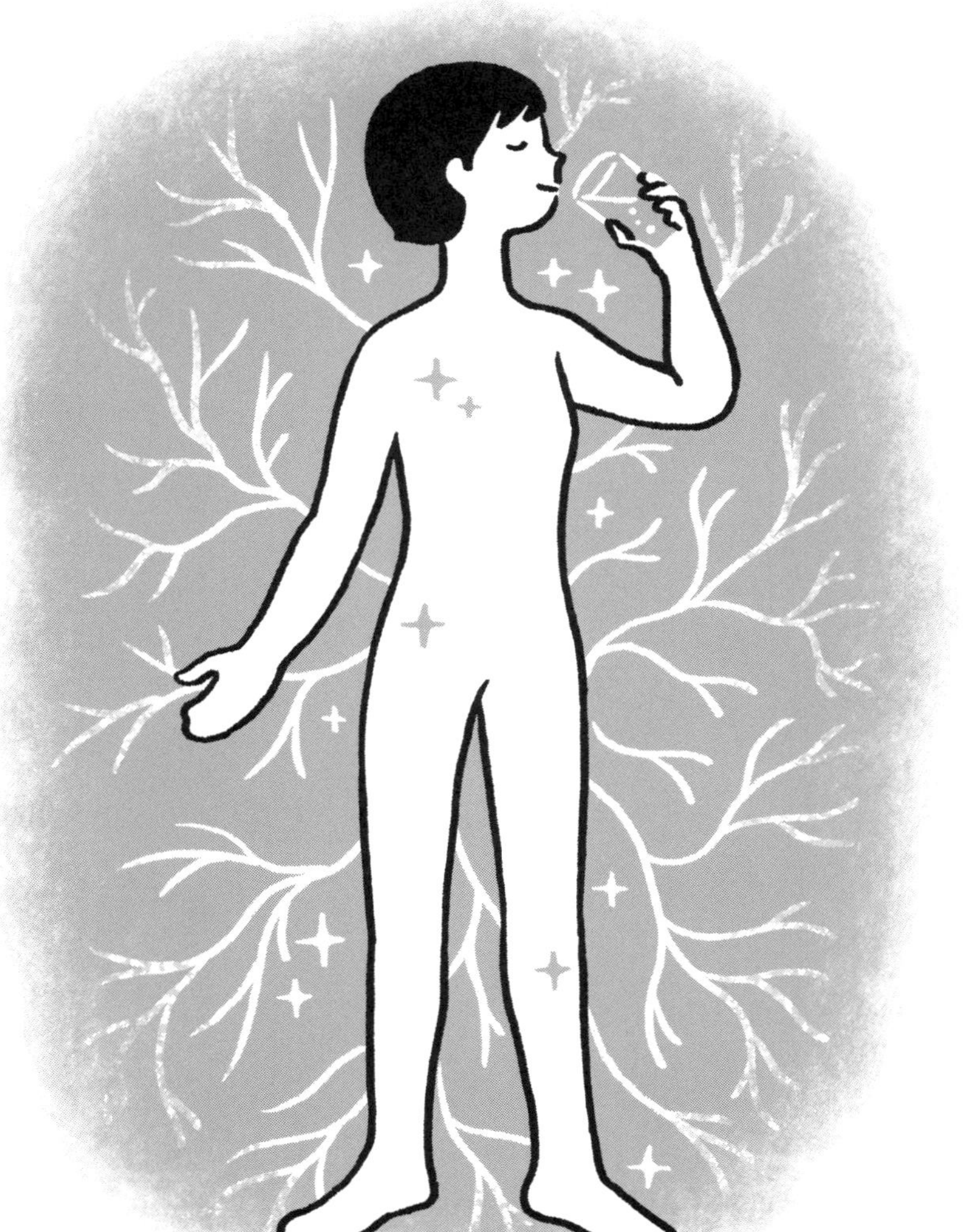

ルーティン 5

朝食は「腸の準備運動」と考えて必ず！

朝食をとる目的は、栄養を摂取することはもちろんですが、それ以上に、腸を動かすことにあります。ぜん動運動が活発になると、自然に排便が促されるだけではなく、栄養の吸収がよくなり、質のよい血液が全身に運ばれます。その結果、自律神経のバランスが整います。

腸が起きたばかりの朝であっても、朝食は腸の準備運動であると考えて、しっかりとるのがよいでしょう。ただ、刺激が強いものや油っこいものは避けたほうがベターです。おすすめは、和食です。洋食なら、バナナ、ヨーグルトをとるといいでしょう。

バナナは食物繊維が豊富なので、１本食べるだけでも腸が目覚めて副交感神経が高まります。これにより、目覚めで優位に立った交感神経との差が開きすぎるのを防ぎ、高いレベルで自律神経のバランスを整えることができます。

ヨーグルトも、腸内環境を整える食べ物として有名ですよね。ヨーグルトに、はちみつを加えるのもおすすめです。はちみつには、乳酸菌のエサとなるオリゴ糖が豊富に含まれているので、乳酸菌の働きをサポートします。200gのヨーグルトに、はちみつ大さじ2杯が目安です。

朝は和食が定番という方は、ご飯に味噌汁、納豆がよいでしょう。**納豆と味噌の発酵食コンビは最強です。**実は、納豆と味噌には、交感神経と副交感神経を両方とも高める力があるのです。

大豆や大豆製品などの植物性たんぱく質には、交感神経を高める作用が、そして、ヨーグルト、チーズ、キムチなどの発酵食品には、副交感神経を高める力があります。つまり、大豆と発酵食品という2つの特性を兼ね備えているのが、納豆と味噌なのです。

「朝から味噌汁を作るのは大変」という方のために、体によくて簡単に作れる味噌汁をご紹介しましょう。材料を混ぜ合わせて味噌玉を作り、製氷機に入れて冷凍しておけば、朝の1分で用意できます。

基本の材料は、善玉菌のエサとなる「白味噌」「赤味噌」「タマネギ」「りんご酢」。

白味噌にはストレスを軽減するGABAが豊富に含まれており、赤味噌には抗酸化作用があるメラノイジンが、タマネギには解毒効果の高いケルセチンが、りんご酢には余

1.混ぜ合わせて、味噌玉を作る

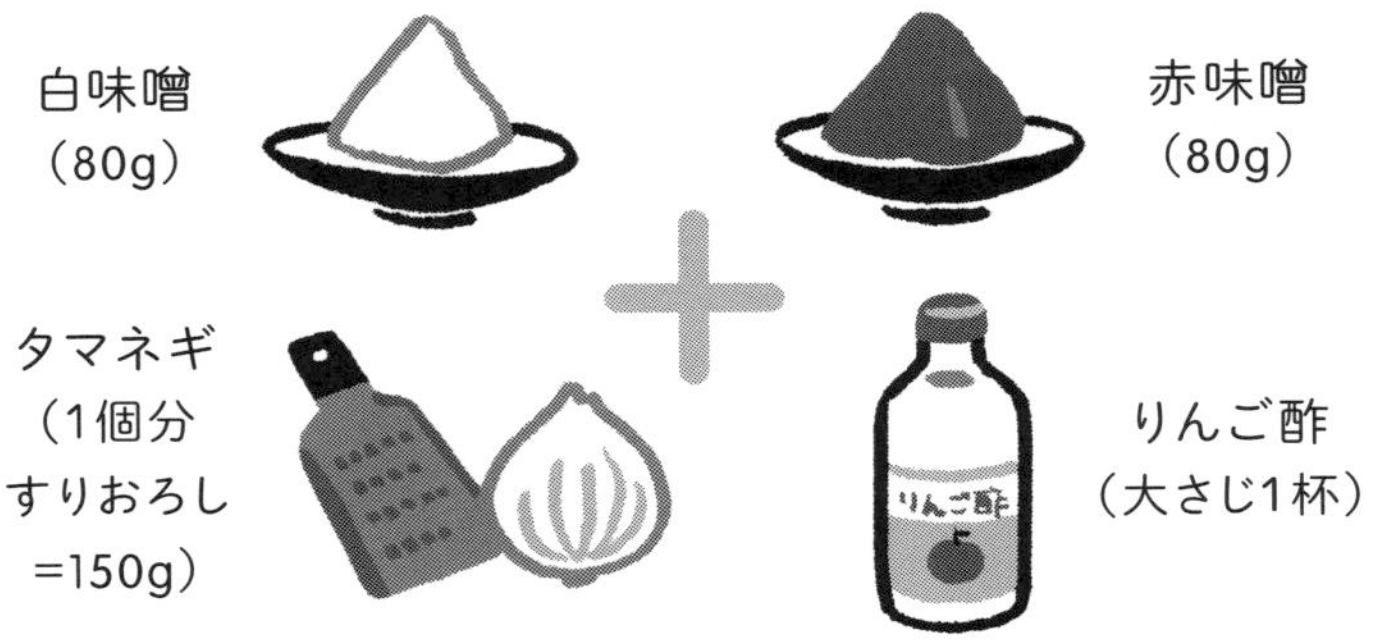
白味噌
（80g）
赤味噌
（80g）
タマネギ
（1個分
すりおろし
=150g）
りんご酢
りんご酢
（大さじ1杯）

2.冷凍庫で凍らせる

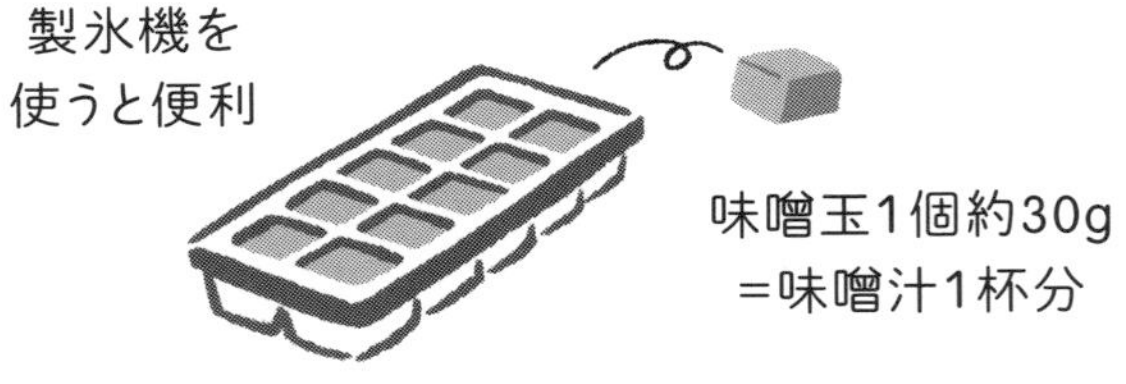

3.味噌玉1個分を取り出して熱湯を注ぐ

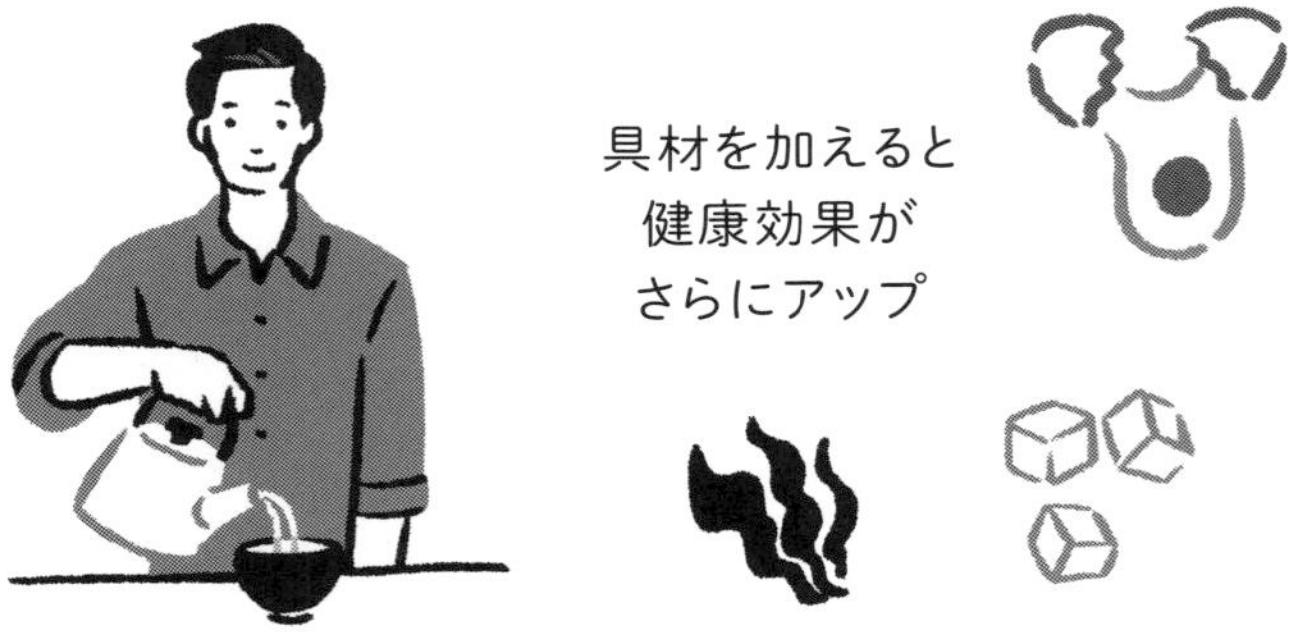
具材を加えると
健康効果が
さらにアップ

『医者が考案した「長生きみそ汁」』（小林弘幸・著　アスコム・刊）より

分な塩分を排出するカリウムがたっぷり入っています。健康効果の高い4つの素材を組み合わせることで、いつもの味噌汁の何倍もの健康効果が期待できます。これに野菜をはじめとする具材をプラスすれば、より一層効果が高まるでしょう。

【おすすめの具材】

（免疫力アップ）にんじん／れんこん／じゃがいも／ブロッコリー／ごぼう／長ネギ／にんにく／かぼちゃ／セロリ……など

（疲労回復）豆腐／ナス／トマト／枝豆／きのこ／豚肉／にんにく／にら／ひじき／あさり／小松菜……など

（食欲増進）オクラ／やまいも／モロヘイヤ／しょうが／みょうが／しそ／ごま……など

ルーティン 6
身支度をゆっくり行う

朝は何かと忙しいので、バタバタと過ごすことが多いかもしれません。けれども、その日のコンディションは朝の過ごし方にかかっています。

理想は、徐々にアクセルを踏んでいくようなイメージで、交感神経と副交感神経の差が開きすぎないようにすることです。だから、交感神経が急上昇するのは好ましくありませんし、副交感神経がガクッと下がるのもいただけません。

しかし、朝をバタバタ過ごすとどうなるでしょう。理想とは反対のことが起こります。焦る気持ちが交感神経を跳ね上げると同時に副交感神経を低下させてしまうので、自律神経のバランスが大きく乱れてしまいます。

実は、いったん自律神経のバランスが乱れると、3時間は元に戻らないことがわかっています。つまり、**朝、あわただしく過ごして自律神経のバランスが乱れると、午前中は、ずっと乱れた状態が続く**ということです。興奮や緊張状態が続き、血流も悪くなります。心に余裕がなく、イライラした状態で過ごしていると、さらなるイライラを引き起こしてしまうこともあるでしょう。それによって、自律神経は整うタイミングを逸し、1日中、乱れたままになるかもしれません。

そんな悪循環を防ぐためには、朝こそ、ゆっくりを心掛けることが大切です。

ゆっくり顔を洗う

ゆっくり洋服を着る
ゆっくり食事をとる
ゆっくり歯磨きをする
ゆっくり話す
ゆっくり靴を履く

何をするにもゆっくりを意識することで、交感神経が一気に優位になることを防ぎ、徐々に高めていくことができます。**普段の60%くらいのスピードが目安です。**

ルーティン7 鏡を見ながら笑顔を作る

表情筋と自律神経の状態を計測した結果、笑顔になると、副交感神経の働きが高まることが明らかになりました。しかも、**心からの笑顔ではなく、口角を上げる作り笑いでも同等の結果が得られています。**これはおそらく、口角を上げるという動作が表情筋の

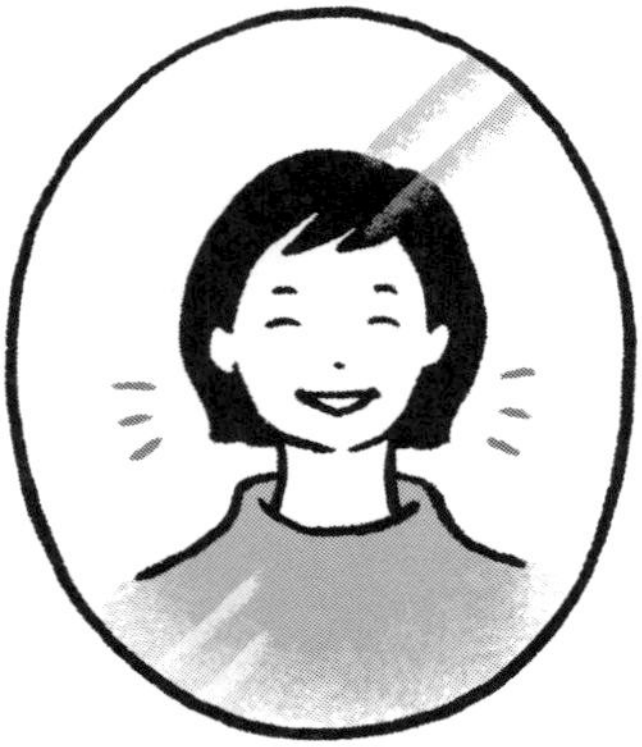

朝、鏡を見ながら
にっこり微笑む

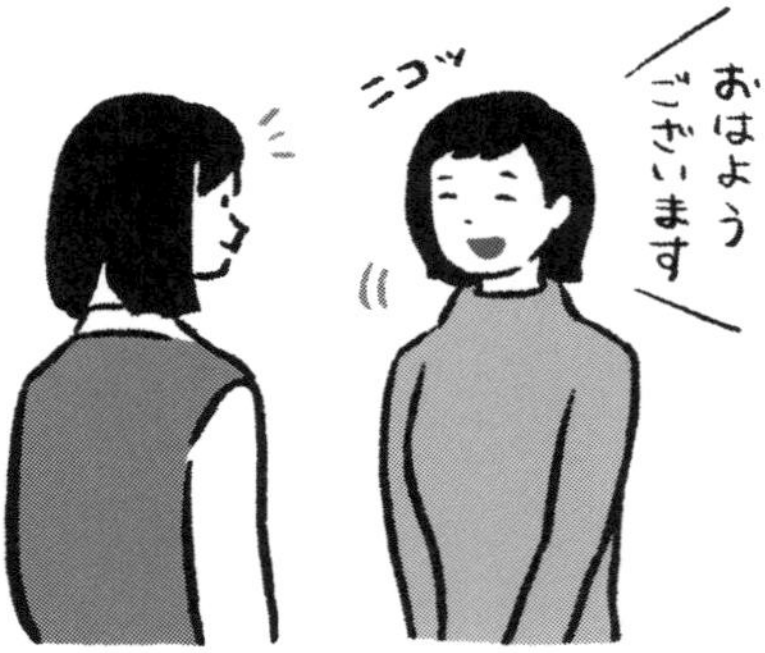
ニコッ
おはようございます

笑顔で挨拶をする

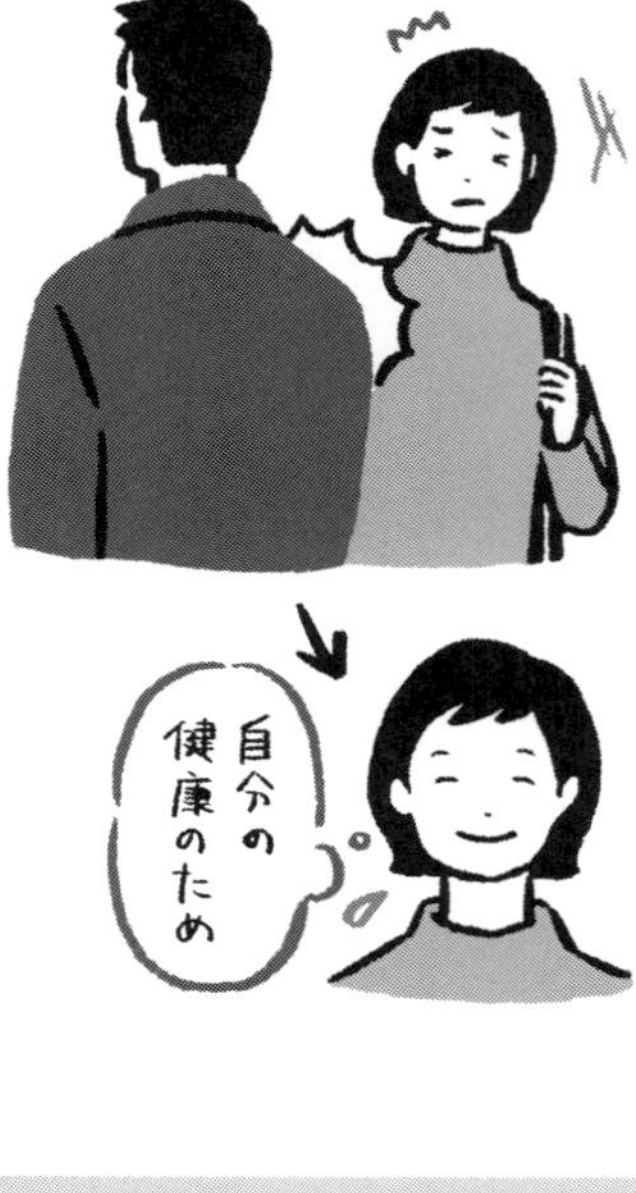
自分の健康のため

イラッとしたら
口角を上げる

緊張を和らげ、心身をリラックスさせることにつながっているからだと推測されます。

朝は、1日の自律神経のバランスに大きく影響を与えます。ですから、出かける前に鏡の前でにっこり微笑む習慣をつけましょう。「おはよう！」と家族に笑顔で挨拶をしたり、家族が外出するときに笑顔で見送ったりするのもいいですね。

また、笑顔を作ることは、イラッとしたときにも効果的です。満員電車で靴を踏まれたり、苦手な相手から不愉快なことを言われたりして交感神経が跳ね上がりそうなとき、口角を上げて受け流すのです。「そんなの無理！」と思われるかもしれませんが、相手を許すために微笑むのではありません。自分の健康のために口角を上げるのです。不愉快な相手の言動のせいで、これ以上自律神経のバランスを乱されないように作り笑いをするのです。そう考えると、実行しやすいのではないでしょうか。

ルーティン
8
背筋を伸ばして歩く

歩き方一つでその人の自律神経のバランスは大きく変わります。よい1日を過ごすために、ぜひ歩き方を意識してみてください。

よい歩き方のポイントは、まず、**背筋を伸ばして肩の力を抜く**こと。頭の中心が空につながるイメージで、**まっすぐ前を見ましょう。**そして、おへそから前に出すつもりでゆっくり一定のリズムで歩きます。

歩いているときは、頬《ほお》に当たる風や道端に咲く花、鳥のさえずりなどの自然を感じましょう。視覚、聴覚、嗅覚など五感を意識すると副交感神経が上がり、自律神経のバランスが整います。

特に、背筋を伸ばすことは自律神経のバランスを整えるうえで非常に大切です。なぜなら、**背骨は体を支えるだけではなく、自律神経の通り道でもある**からです。そのため、猫背になっていると自律神経がスムーズに働きません。

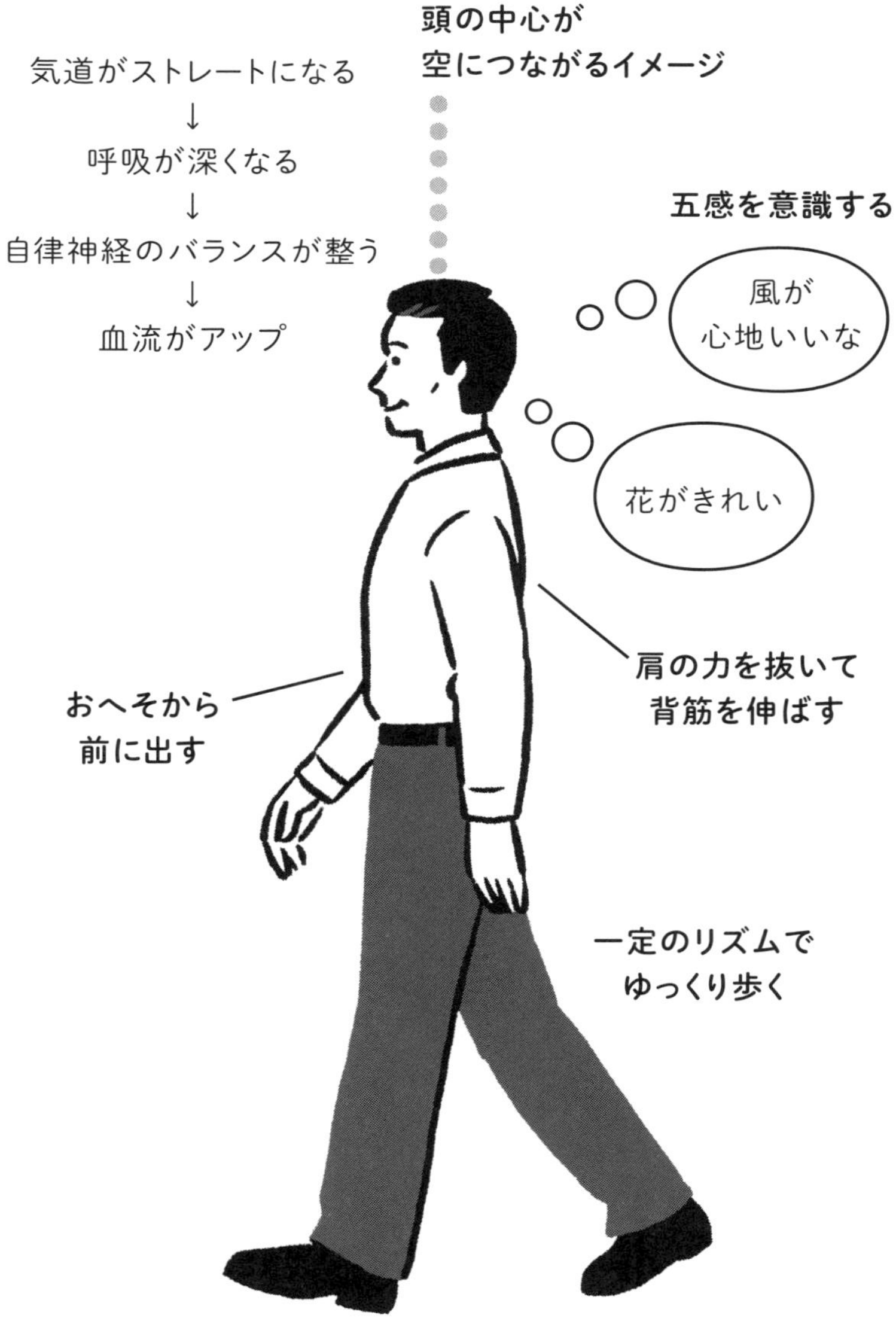
頭の中心が
空につながるイメージ
気道がストレートになる
↓
呼吸が深くなる
↓
自律神経のバランスが整う
↓
血流がアップ
五感を意識する
風が
心地いいな
花がきれい
おへそから
前に出す
肩の力を抜いて
背筋を伸ばす
一定のリズムで
ゆっくり歩く

また、気道も曲がってしまうため酸素を充分取り込めず、呼吸が浅くなってしまい、自律神経のバランスが乱れやすくなります。さらに、内臓が圧迫されて胃腸の働きが低下することも自律神経のバランスを乱すことにつながります。つまり、猫背は百害あって一利なしなのです。

もし、加齢によって腰が曲がってしまっているとしても、諦める必要はありません。「腰が曲がっているから自分には無理だ」と思うのではなく、「じゃあ、なるべく顔を前に向けて歩こう」「できるだけ深く呼吸しよう」と、できることを前向きに取り入れればいいのです。

完璧にできなくても大丈夫。大切なのは、諦めないこと。今の自分にできることをコツコツ行っていけば、1週間後、1ヶ月後の体は必ず応えてくれます。

ルーティン
9

呼吸で副交感神経のスイッチを押す

呼吸の話が出たので、誰にでもできるおすすめの呼吸法をご紹介します。

1で吸って2で吐く「1：2（ワンツー）呼吸法」です。

①3〜4秒間、鼻から息を吸う
②口をすぼめて、6〜8秒間で口から息を吐く
③①、②を5〜7回繰り返す

秒数を数えるのが面倒なら、ゆっくり吐くことを意識するだけでもかまいません。ゆっくり長く息を吐くことで、頸部《けいぶ》にある圧受容体という副交感神経のスイッチのようなものが反応し、自律神経のバランスが整います。

これは、歩いているときはもちろん、考えごとをしているときや、ちょっと疲れたときなど、いつでもどこでも行えるのがいいところです。私の患者さんの中には、この「1：2呼吸法」を1日3分間行っただけで、便秘が改善してしまった方がたくさんいます。

鼻呼吸と口呼吸では、鼻呼吸のほうがベターです。粘膜や鼻毛を通すことで、空気中のほこりや病原菌の侵入が防ぎやすくなるからです。また、乾燥した空気に適度な湿気

を与える効果もあります。

とはいえ、細かいことはあまり気にしなくてけっこうです。私がお伝えしたいのは、**とにかくたっぷり呼吸をしてください**ということです。

ちなみに、ため息をつくことにも自律神経のバランスを整える効果があります。「ため息をつくと幸せが逃げる」と言われていますが、**医学的に見ると「ため息をつくと健康になる」**。これは間違いありません。

そもそもため息は、呼吸が止まっているときにつくものです。集中していたり、思いつめたりしているときは、どうしても呼吸が浅くなります。でも、体としては酸素が欲しい。だから、ため息をついて息を大きく吐き出すことで、酸素をたっぷり取り込む準備をしているのです。ため息をつくと血流がよくなる様子は実験でも確認されています。

ルーティン 10

昼食をゆっくり嚙んで食べる

基本的に、食事をしている間は、食べるという楽しさや咀嚼《そしゃく》の刺激によって交感神経がぐんと高まります。そして食後は、胃腸が消化活動を行うため、副交感神経が跳ね上がります。このように、昼食前後は自律神経のバランスが乱れやすくなる時間帯です。昼食後に眠くなることがあると思いますが、それは、副交感神経が急激に高まったことで、自律神経のバランスが乱れたサインだと言えます。

ここで、自律神経のバランスが乱れにくい昼食のとり方をご紹介します。

ポイントは2つ。

①食べる前にコップ1杯の水を飲む
②よく噛んで食べる

食前に水を飲む理由は、胃結腸反射を誘発し、食事をする前の段階から副交感神経を少しずつ高めていくためです。

もし、水を飲まずに食事を開始すると、食後、食べ物を消化・吸収するときに、副交感神経が急上昇して、自律神経のバランスが乱れます。胃腸と連係している副交感神経が刺激されるからです。

でも、水を飲み、食事をする前の段階から副交感神経を少しずつ高めていけば、食後に急上昇することはありません。水の量は、300～500㎖程度がよいでしょう。

よく嚙んで食べることも大切です。

実は、嚙むという動作は意外と顔の筋肉を使います。そのため、よく嚙んで食べていると表情筋がやわらかくゆるみ、その結果、副交感神経が高まります。これも、食後に副交感神経が急上昇するのを防ぐ効果があります。

ちなみに、メジャーリーガーなどのアスリートが、ガムを嚙んでいる姿を目にしたことはありませんか？　あれも、「よく嚙んで食べる」と同じメカニズムで、自律神経のバランスを整える作用があります。ガムをリズミカルに嚙むことで副交感神経が活性化し、ナーバスになって高ぶった交感神経と、うまくバランスをとっているのです。

ルーティン11

スクワットをして全身の血流を促す

昼食を食べた後は、副交感神経が過剰に優位になり、血流が滞ります。

したがって、血流を促し、自律神経のバランスを整えるためには、**午後に1度、軽く体を動かす**のがおすすめです。

私が最近行っているのは、スクワットです。

スクワットと聞くと大変そうだと思われるかもしれませんが、私が推奨しているものはとても簡単です。現に、80歳を超えた方からも「先生のスクワットは動きがゆっくりだから続けられます」「先生のスクワットをしていたら、片足立ちでズボンをらくらくはけるようになりました」などのお声をたくさんいただいています。私自身も、集中力が途切れてきたときや、リフレッシュしたいときなどに実践しています。最初は1日10回から始めましたが、今では1日100回は行っています。

自律神経のバランスが整うだけではなく、筋力アップにも効果的なので、足腰の衰えが気になっている方にもおすすめです。

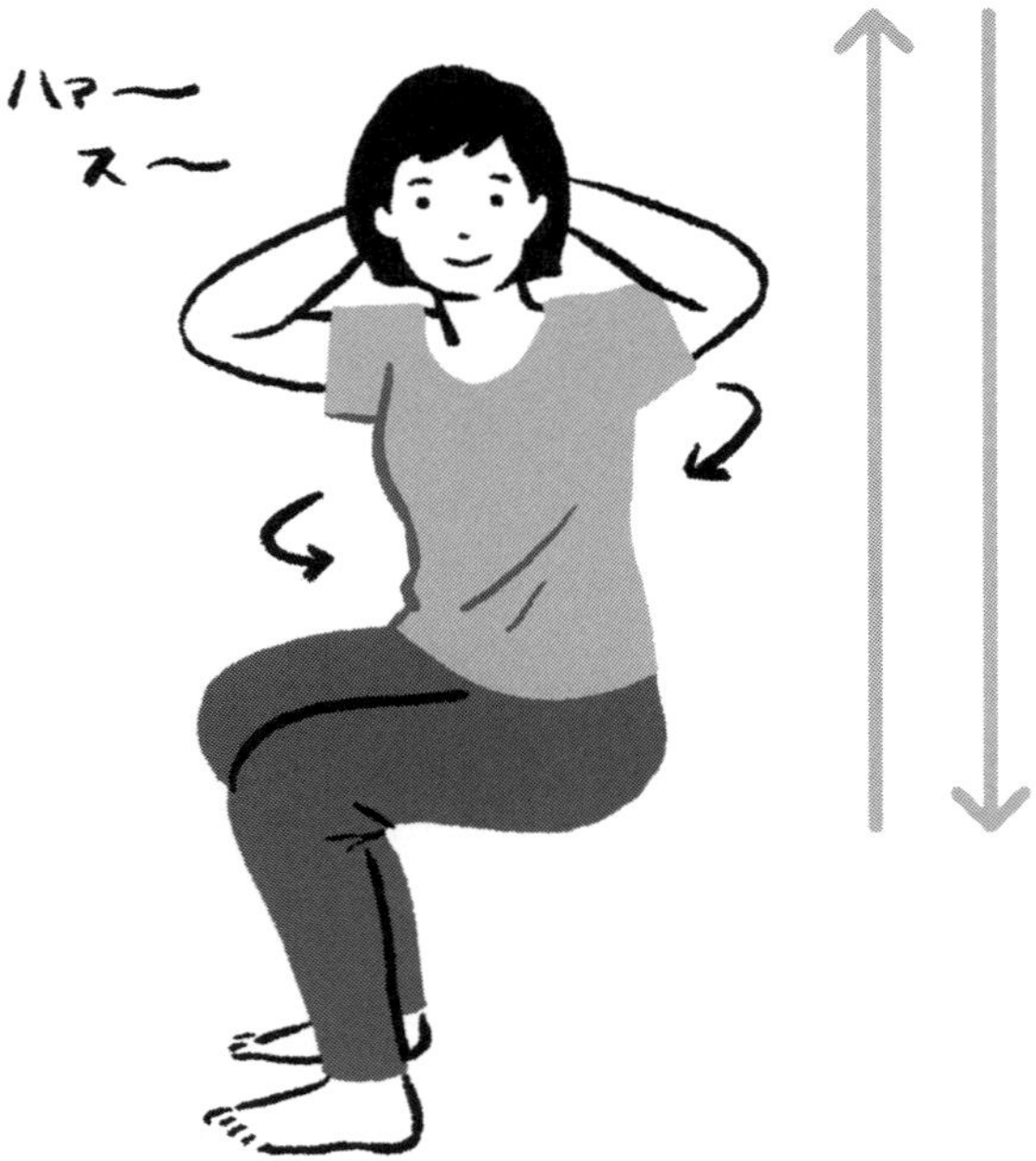

1. 両足を肩幅に開き、両手を頭の後ろで組んで背筋を伸ばす。

2. 息を吐きながら上半身をゆっくり右にひねり、
4秒くらいかけてひざが直角になるまで腰を下ろしていく。
ひざがつま先より前に出ないように注意。

3. 息を吸いながら、4秒くらいかけてひざを伸ばしていき、
元の姿勢に戻る。同様に左にもひねる。
体をひねることで腸を刺激し、自律神経のバランスが
さらに整いやすくなる。

『死ぬまで歩くにはスクワットだけすればいい』（小林弘幸・著　幻冬舎刊）より

ルーティン
12

就寝3時間前までに夕食をとる

夜は会食が多いのですが、私は夜8時以降は料理に手をつけません。「寝る前に小腹が空きませんか?」「我慢強いですね」などと言われますが、腸に負担をかけてまで食べ物を摂取したいと思わないのです。

就寝3時間前から後に食事をとることは、腸にとって大きなストレスになります。午後11時~午前0時に就寝する場合は、**午後8時までには食事を終えておかないと「腸のゴールデンタイム」に間に合いません。**

腸のゴールデンタイムというのは、食べ物を消化・吸収するために腸が最も活動的になる、午前0時過ぎの時間帯を指します。腸が最も高いパフォーマンスを発揮できる時間帯なので、腸が自分の仕事に専念できるようにサポートしましょう。そのために私たちにできることが、「この時間には眠っておく」「就寝3時間前を過ぎたら食べ物を体に入れない」ということです。

この時間に起きていると副交感神経の働きが低下するため、腸の活動が阻害されてしまいます。ですから、腸のゴールデンタイムには眠りについているのが理想です。

また、寝る前に食べ物を口にすると、食道や胃にエネルギーを奪われ、腸の活動が低下します。だから、寝る3時間前までには食事を終えておくことが大切なのです。

ただ、そうは言っても夕食が遅くなってしまうこともあるでしょう。そんなときは、味噌汁や野菜スープなど、消化がよいものを食べるようにしてください。量も「腹六分目」を心掛け、なるべく胃腸に負担をかけないことが大事です。

そうやって腸の活動をサポートすれば、腸と連係している副交感神経が高まるので、ぐっすり眠ることができますし、便秘に悩まされることもなくなるでしょう。

ルーティン
13
就寝1時間前までに入浴を終える

入浴は、自律神経のバランスを整える効果がとても高いです。おすすめの入浴法をご紹介しましょう。

①39〜40度のお湯に肩まで5分間つかる
②その後、みぞおちまでの半身浴を10分間行う（バスタブにイスを入れて座ると水位を調節しやすい）
③お風呂から出たら、コップ1杯の水を飲む（入浴中でも可）

この方法が、最も血流を改善し、副交感神経の働きを高める入浴法です。しかも、深部体温（内臓の温度）を適温に保ってくれるので、湯ざめもしにくくなります。

39〜40度は、ぬるいと思われるかもしれませんが、42〜43度になると、交感神経が急激に上昇するので、血液がドロドロになり、脳卒中を起こすリスクも高まります。

質のよい睡眠をとるためには、入浴する時間帯もポイントになります。

人間は、体温が下がったときに眠くなるので、**就寝1時間前まではお風呂から出て、入浴で温まった体の熱が下がっていくころに布団に入ると寝つきがよくなります。**

もし、時間がなくて入浴できない場合は、首まわりをほぐすとよいでしょう。

首には太い血管が走っているので、首まわりをケアすることで効率よく血流を改善できます。また、交感神経と副交感神経に関係する「迷走神経」や「星状神経節《せいじょうしんけいせつ》」が通っているため、自律神経のバランスを整えることができます。

首まわりをほぐす最も簡単な方法は、ツボ押しです。

首の後ろの髪の生え際にあるツボ「完骨《かんこつ》」「風池《ふうち》」「天柱《てんちゅう》」を肩に向かって押していきます。頭頂部にある「百会《ひゃくえ》」を15〜20回押すのも有効です。

ホットタオルで首を温めるのもよいでしょう。

首には体温を感知するセンサーがあるので、首が温まるとセンサーが作動し、脳の「視索前野」で体温をコントロールする指令が出されます。すると、血管が拡張し、副交感神経が高まり、血流が改善します。疲労物質が押し流されるので、疲れもすっきりとれます。特に首の後ろ側を温めると効果的です。心地よく感じる温度と時間を大切にしてください。入浴後、ドライヤーを使うときに、髪を乾かしながら首の後ろを温めるのもいいですね。

そして「毎日の未来日記」を書き、腸のゴールデンタイムに間に合うように、午前0時までには布団に入って、あの問いかけをして1日を終えましょう。

「君は今日、精一杯生きたか？」

ツボ押し

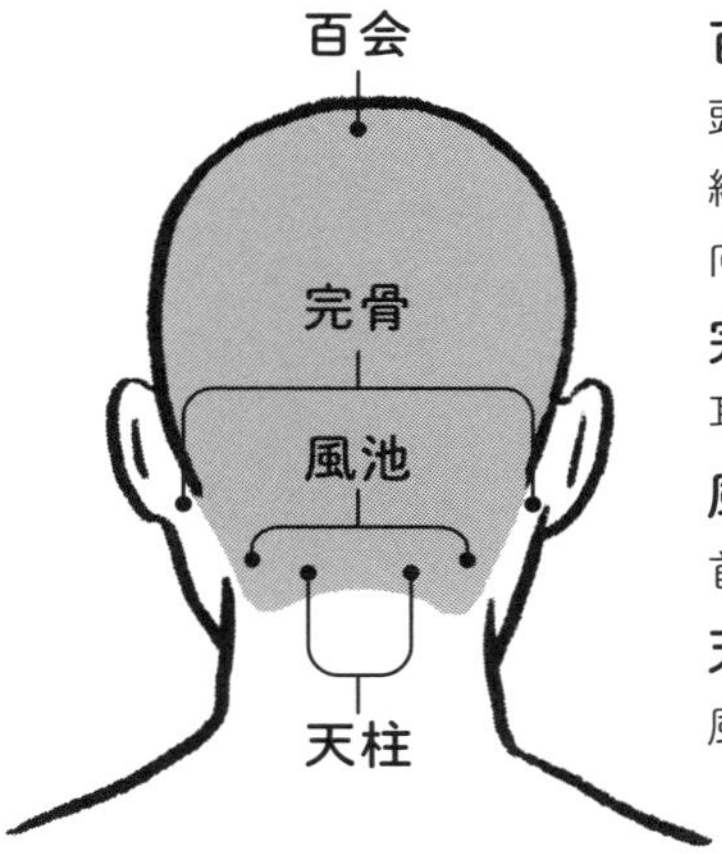

百会（ひゃくえ）
頭頂部を通って左右の耳の穴を結んだ線と、額の中央から後頭部に向けて線を引いたときに交わる部分

完骨（かんこつ）
耳の後ろにある出っ張った骨のすぐ下

風池（ふうち）
首筋のやや外側、うなじの窪み

天柱（てんちゅう）
風池から親指1本分内側の少し下

首を温める

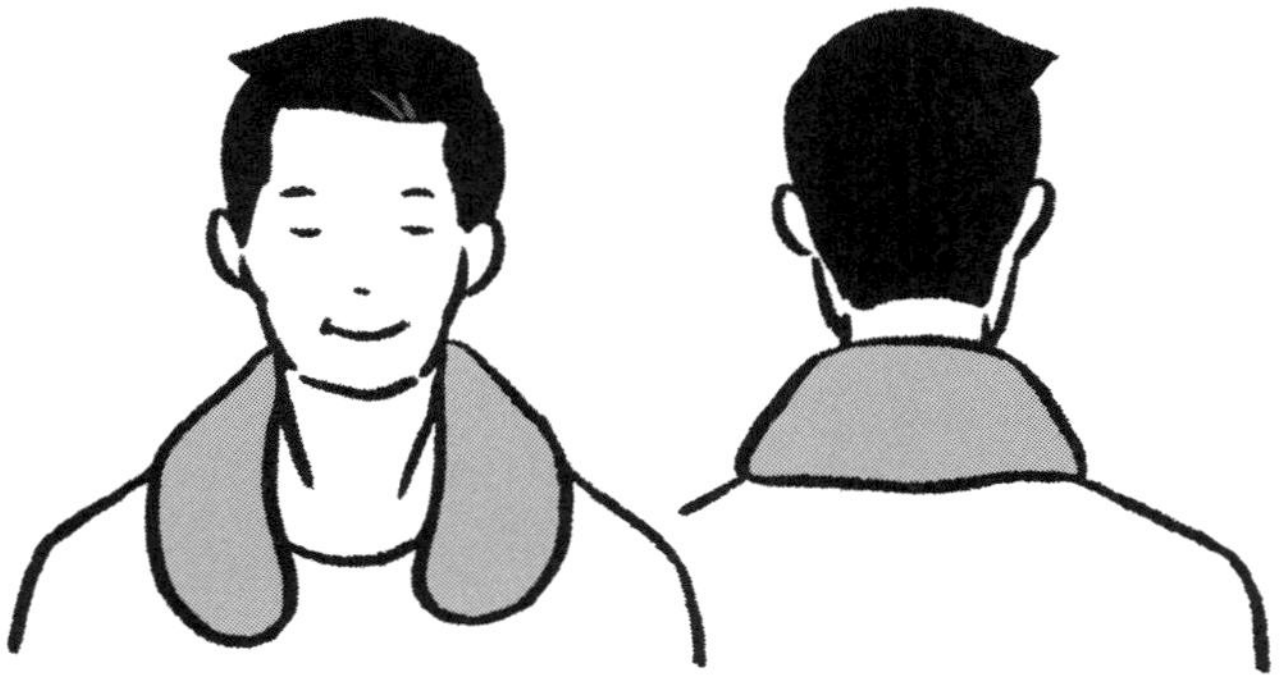

ネックウォーマーやホットタオルなどを首にかけて温める

おわりに

「未来日記」を始めて私自身が感じていることは、まず、単純に面白いということです。未来の自分が何かを達成している様子を思い描きながら文字にするのは、とてもワクワクします。したほうがいいと思いながらも、時間に追われて行動に移せていなかったことをやり遂げた自分。それを先取りすることで、まるでタイムトラベルをしているような感覚になります。〝生きている感〟があります。

答え合わせも楽しいひと時です。達成できていれば、それがどんなに些細《ささい》なことでも充実感がこみあげてきます。この歳になって、自分自身が変化や成長をしていると実感できる機会はなかなかありません。

また、もし達成できていなくても、今の自分を知る材料として活用することができます。すでにいくつか達成できなかった事項がありますが、その事実を受け止めることで謙虚になれるような気がしています。「まだまだこれからだ」とは思っていますが、それと同時に、若いときとは異なる肉体や生活スタイルを携えて自分はこれから歩んでいくのだという、老いに対する心構えのようなものが生まれてくるのです。それは決して悲観的なものではなく、今の自分の１００％を見極めて精一杯生きようという、決意のようなものです。

もう一つ感じているのは、時間に流されなくなったことです。私の日常は、多くのアポイントで埋まっています。それをこなしていくだけで１日が終わってしまうことがよくありました。しかし、「未来日記」を始めてからは、自分で自分を動かせるようになりました。美術館へ行ったり、お礼状を書いたり、したいと思いながらも後回しになっていたことのために時間を創り出すようになったからです。

感想はまだあります。そしてこれが、最も強く感じていることです。

心と体が、健やかになっているという実感があります。

時間に追われるのではなく、自分が時間に対して主導権を握っている感覚があるので、気持ちに余裕があります。体の調子もとてもいいです。「未来日記」を書くことで自律神経のバランスが整っているのはもちろん、「毎日スクワットを１００回」など、健康を意識した行動が伴っているからでしょう。

そう考えると「未来日記」は、書いたとき、行動したとき、答え合わせをしたときの計3回も、健康を増進させる効果があると言えるでしょう。

「今日という日は、昨日亡くなった人が最も迎えたかった1日である」

最近、非常に心を打たれた言葉です。

大切なのは「今、この瞬間」です。

「未来日記」は、今をどう生きるべきかを、私たちに教えてくれます。だから、みなさんもぜひ、今すぐ取り組んでください。

みなさんの人生が満足のいくものになりますように。今、この瞬間が輝くものになりますように。切に願っています。

2019年12月

小林弘幸

ブックデザイン　三森健太（JUNGLE）
イラストレーション　平澤南
構成　森本裕美

〈著者紹介〉
1960年埼玉県生まれ。順天堂大学医学部教授。日本スポーツ協会公認スポーツドクター。自律神経研究の第一人者として、プロスポーツ選手、アーティスト、文化人へのパフォーマンス向上指導にかかわる。『自律神経を整える 人生で一番役に立つ「言い方」』『死ぬまで歩くにはスクワットだけすればいい』『医者が考案した「長生きみそ汁」』など著書多数。

死ぬまで〝自分〟であり続けるための「未来日記」

2019年12月20日　第1刷発行

著　者　小林弘幸
発行者　見城 徹

発行所　株式会社 幻冬舎
〒151-0051 東京都渋谷区千駄ヶ谷4-9-7

電話　03(5411)6211(編集)
03(5411)6222(営業)
振替　00120-8-767643
印刷・製本所　中央精版印刷株式会社

検印廃止

Printed in Japan　ISBN978-4-344-03557-7　C0095
幻冬舎ホームページアドレス　https://www.gentosha.co.jp/

この本に関するご意見・ご感想をメールでお寄せいただく場合は、
comment@gentosha.co.jpまで。